Entre de bonnes mains

Entre de bonnes mains

Des nouvelles du Toucher

Jacqueline Thonet

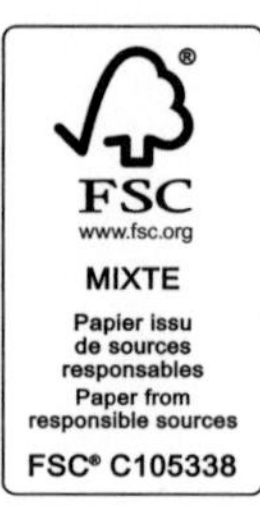

© 2025, Jacqueline Thonnet

Édition : BoD · Books on Demand, 31 avenue Saint-Rémy, 57600 Forbach, bod@bod.fr

Impression : Libri Plureos GmbH, Friedensallee 273, 22763 Hamburg (Allemagne)

ISBN : 978-2-8106-2078-4

Dépôt légal : juin 2025

À Anita, Babeth, Céline, Élodie, Laurence, Marie, Marlène, Mélanie, Jérémy, Nathalie, Sylvie, Patricia, Sandrine et Valérie.

À toutes et tous les soignants que j'ai eu la chance de côtoyer.

Avant-propos

Pendant une trentaine d'années, j'ai occupé les fonctions de formatrice puis responsable pédagogique dans un organisme de formation spécialisé dans la pratique du Toucher-massage. Ce poste m'a permis d'être en relation avec des centaines de soignants, tous venus chercher un savoir-faire complémentaire, à savoir l'apprentissage de gestes adaptés, simples, réalisés avec douceur, pour améliorer le confort et mieux-être de la personne soignée.

Les entretiens et rencontres effectués au cours de toutes ces années m'ont appris, qu'outre les bénéfices premiers apportés par ces soins de confort ainsi réalisés, cette pratique s'imposait vite auprès des personnes formées, comme une façon d'être et de dispenser avec générosité : bienveillance et humanité.

Aujourd'hui, il m'a paru nécessaire de rendre hommage à tous ces acteurs discrets en mettant en lumière cette face méconnue du soin. J'ai choisi de le faire en écrivant quelques-unes des belles histoires qui, au cours d'une mise en pratique ou d'un retour d'expérience, m'ont été racontées.

Émouvants, drôles ou étonnants, ces fragments de vie, ces rencontres et moments de partage nous plongent au cœur de la force puissante et fascinante d'un sens dont on parle si peu : le toucher.

Chaque histoire est vraie, l'expérience vécue est relayée de la façon la plus juste possible, sous la forme narrative d'une nouvelle. Les noms ou prénoms des patients et quelquefois des soignants ont été modifiés pour respecter leur anonymat.

Jacqueline Thonet

Sommaire

Claire

Valérie est aide-soignante, discrète et efficace, il est souvent nécessaire de prendre le temps de soutenir son regard avant qu'elle ne vous regarde et vous sourie. Valérie est pudique, douce, sa présence est réconfortante et légère comme la caresse du soleil, un matin de printemps. Elle aime son métier, qu'elle exerce en soins à domicile. Son plaisir c'est la sensation de la tâche accomplie, ce sentiment de satisfaction qu'elle lit dans les yeux ou le sourire de la personne dont elle vient de prendre soin. Elle complète facilement la toilette du patient par quelques gestes instinctifs de massage au niveau du dos ou des jambes. C'est pour cette raison qu'elle a décidé de se former, de développer un véritable savoir-faire pour répondre de façon plus adaptée aux attentes de soulagement, de confort ou de réconfort du patient.

Une fois formée, Valérie a très vite obtenu d'être détachée des soins une demi-journée par semaine, elle intervient alors auprès de trois ou quatre personnes pour leur prodiguer des soins de bien-être ou de détente, avant ou après les soins infirmiers plus classiques. Elle choisit elle-même les patients qui semblent en avoir le plus besoin. Cette demi-journée concrétise son envie d'apporter un petit plus qui allège la rigueur du quotidien.

Valérie a trois enfants, Claire est l'aînée.

L'été 2019, Claire se plaint de fatigue. Ce n'est pas dans ses habitudes de se plaindre : Claire est une battante. Adolescente, elle détestait son corps qui ne correspondait en rien à ses critères de beauté. Un peu trop empesé, elle trouvait que la mollesse de son physique ne mettait pas en valeur sa personnalité plutôt dynamique, sa force de caractère. Alors elle s'est battue, elle a mis de la rigueur dans son alimentation, elle est devenue une sportive aguerrie. Le résultat a été à la hauteur de ses espoirs, elle est une très jolie femme dont les courbes correspondent à ses souhaits. Elle exerce un métier qu'elle aime, d'abord manager d'entreprise, puis rédactrice. Elle s'organise pour voyager beaucoup, vit à 100 à l'heure. Il lui arrive de dire qu'elle s'en fiche de vivre vieille, qu'elle préfère vivre intensément.

Ce mois de décembre, elle confie à Valérie, sa maman, qu'elle sent une grosseur, une masse au niveau du foie.

Le 24 décembre, le diagnostic est posé, c'est un cancer. À partir de cette date, tout va très vite : hospitalisée à Gustave Roussy pour une biopsie, elle fera une hémorragie. En quelques jours, des œdèmes envahissent son corps, particulièrement les jambes. Elle a maintenant beaucoup de difficultés pour se mouvoir, se déplacer, elle pèse vingt kilos de plus.

Ce qui va aider Valérie à faire face à ce raz-de-marée, ce sont les moments de partage et de douceur qu'elle met très vite en place avec Claire. Elle aide sa fille à s'asseoir au bord du lit et calmement, lentement, avec des gestes ronds, en exerçant très peu de pression pour ne pas être désagréable, elle lui masse les jambes. Puis après l'avoir réinstallée dans son lit, elle lui masse les bras, la tête, la nuque et le cuir chevelu. Elle sent alors Claire s'apaiser, s'évader un peu de son corps souffrant.

Lors d'une séance de massage, elle voit des larmes couler sur les joues de Claire. Valérie a la gorge bien trop serrée pour pouvoir articuler quelque chose, ses mains continuent à masser. C'est la douceur de ses gestes qui encourage sa fille à parler, elle lui confie alors qu'elle n'aura jamais le courage de tout recommencer, de combattre à nouveau pour retrouver ce corps qui lui a coûté tant d'efforts. Tout en massant, Valérie lui répond que c'est un combat qu'elles mèneront ensemble, qu'elle l'aidera, que ses mains l'aideront... Claire sourit, parce que oui les mains de sa maman l'aident déjà énormément. Ses mains la soulagent, lui apportent le réconfort dont elle a tellement besoin, lui permettent de supporter l'accablement de ce nouveau quotidien, les soins intrusifs, les examens parfois très douloureux. Elle retrouve confiance et se dit que tout n'est peut-être pas perdu.

En janvier Claire est suivie en soins à domicile, chez ses parents. Ses œdèmes ont quasiment disparu.

Valérie continue de la masser tous les jours et puis Éva se joint à elles. Éva est la jeune sœur de Claire, elle a 22 ans, Claire en a 30. Éva veut, elle aussi partager ces moments d'osmose dont l'intensité l'émeut tant. Valérie l'accompagne dans ses premiers gestes et puis très vite, elle l'encourage à laisser parler ses mains. Claire adore qu'on lui masse le cuir chevelu, les mains et les bras aussi. Éva va très vite compléter le massage des mains par des soins de manucure, elle devient très douée dans la pose de vernis.

C'est sa façon à elle d'aider sa grande sœur à se sentir mieux et à se réapproprier ce corps qui lui échappe complètement.

Ces soins attentifs, ces moments de douceur et d'intimité permettent à Claire de retrouver espoir.

Mais début mars, la décision médicale tombe, le traitement n'est pas assez efficace, il est nécessaire de poser un cathéter dans le foie pour une chimiothérapie in situ. Nouvelle hospitalisation, la pose du cathéter va à nouveau provoquer une hémorragie, Claire est cette fois au plus mal. Il ne lui sera pas possible de revenir à domicile. Ce sont les mains de Valérie qui continueront de l'accompagner, et qui vont, dans d'ultimes effleurements, caresser ce corps d'où la vie disparaît peu à peu. La force de cette présence, de cette intimité, permettra à Claire de s'exprimer, de dire ce qu'elle souhaite pour ses obsèques, comment elle veut être accompagnée au-delà de la vie, au-delà de sa vie qu'elle a aimée et dévorée avec passion.

Deux années sont passées, Valérie dit aujourd'hui qu'avant la maladie de Claire, la communication n'était pas « sa tasse de thé ». Ses enfants, son mari et elle, étaient tous plutôt pudiques dans leur façon d'exprimer leurs sentiments les uns envers les autres. Ils n'osaient pas vraiment mettre de mots sur ce qu'ils éprouvaient, ni sur ce lien qui les unissait. C'est Claire, dans l'épreuve de la maladie, qui leur a fait ce beau cadeau : elle a su permettre à chacun, de savoir dire « je t'aime ».

Le massage continue d'être un magnifique médiateur, la chambre de Claire a été aménagée : c'est l'endroit où Valérie offre aux siens la possibilité d'être massés. Éva, Pierre son fils, et Alain son mari, ont chacun leurs préférences. Tous profitent très régulièrement de son savoir-faire, parce que dans cette pièce, au-delà du bien-être apporté par ses soins affectueux, règne une ambiance particulière : dès la porte franchie, on s'y sent bien, on s'y sent accueilli. Et puis, lorsque les mains de Valérie glissent sur la peau, évoluent pour détendre un corps fatigué ou des muscles tendus, en plus de son habileté, de la chaleur et de la générosité de ses mains, il y a quelque chose, quelque chose comme la force et la douceur d'une présence bienveillante : celle de Claire.

Raphaël et sa maman

Rose est infirmière puéricultrice en Protection maternelle et infantile (PMI). Elle a suivi des formations complémentaires dont la pratique du massage bébé. Ce qui lui permet dans le cadre de sa mission de prévention, d'accompagner les mamans, les jeunes couples et leurs enfants de manière très personnalisée. De nature rieuse et généreuse, elle aime se poser, prendre le temps de comprendre le type de relation qu'elle va pouvoir mettre en place auprès de chacun. Ce sont ces petites victoires qui lui font aimer son métier plus que tout, sentir qu'elle est dans le juste, dans un échange authentique avec la jeune maman qui a besoin de se sentir entendue, comprise.

Quelle que soit la culture, suite à une expérience négative ou douloureuse, la réalité de la relation mère/enfant, correspond rarement à la représentation idyllique classiquement attendue. La mission de Rose se situe là : entre réalité et représentation. Il s'agit pour elle de trouver les mots, les gestes qui vont rendre sa présence sécurisante, réconfortante pour accompagner la maman, ou le couple dans les premiers pas de cette toute nouvelle vie à trois (ou à plus).

Nadine a accouché il y a trois semaines de jumeaux, Raphaël et Nicolas. Ce sont des jumeaux, mais différents à tous points de vue. Nicolas est plus gros, plus grand, en bonne santé, c'est ce qu'on appelle couramment un bébé facile. Raphaël c'est tout l'inverse, plus chétif que son frère, il a dès sa naissance, présenté des problèmes de santé qui l'ont conduit à une hospitalisation. Il dort peu, pleure beaucoup. Aujourd'hui Raphaël est revenu chez ses parents. Comme habituellement, Rose a reçu l'avis qui l'informe que ce bébé a été hospitalisé, sa mission est d'assurer le suivi de cet enfant revenu à domicile, elle a proposé à la maman de lui rendre visite.

La porte s'ouvre, elle se trouve face à une jeune femme aux traits tirés, elle semble épuisée, ne sourit pas, le petit Nicolas est blotti dans ses bras. Ses premiers mots sont pour dire combien c'est difficile avec Raphaël, il les réveille souvent la nuit, a des troubles de déglutition, ne prend pas bien ses biberons,

- *C'est un bébé nerveux.* dit-elle.

Quant à Nicolas...

- Ah Nicolas !... Tout va bien.

Un grand sourire se dessine alors sur son visage, elle est prolixe quant à ses progrès, ses sourires. Rose se dit que celui-ci est vraiment le bébé attendu.

Pendant sa visite, Rose n'aura pas vu Raphaël dans les bras de sa maman. C'est vrai qu'il est très différent de son frère, il prend moins de poids aussi. Elle se dit qu'il va être nécessaire de suivre cette jeune maman dépassée par la naissance de ces deux enfants tellement différents.

La semaine suivante, Rose téléphone pour avoir des nouvelles du petit Raphaël :

- Est-ce qu'il va mieux ?

Il y a un silence en guise de réponse, puis elle entend Nadine soupirer :

- Non, il est toujours aussi difficile, il dort peu, mange peu, pleure beaucoup. Heureusement Nicolas va bien, il prend du poids...

Et hop, la voilà repartie... et Nicolas par ci, Nicolas par là. Une nouvelle visite est convenue.

Lorsque que Rose se rend au domicile quelques jours plus tard, c'est sans surprise, au moment où la porte s'ouvre, Nicolas est blotti dans les bras de sa maman. Elle entend au loin pleurer Raphaël. Il y a quelque chose qui ne va pas. Nadine continue de se plaindre :

- *C'est un bébé problème.* dit-elle.

Pourtant c'est Nicolas qui est choyé entre ses bras maternants. Alors Rose a une idée ! Elle évoque sa formation au massage bébé, explique l'intérêt et les bénéfices de masser les nourrissons. Nadine regarde Nicolas...

- *Oh oui, j'aimerais bien masser mon bébé... ça doit être chouette.*

Le rendez-vous est pris, la première séance se passe sereinement. Rose montre quelques premiers gestes sur le bébé que Nadine lui a mis d'emblée dans les bras : le petit Raphaël. À son tour, Nadine reproduit aisément les gestes sur le corps dodu de Nicolas.

Satisfaite de ce premier partage, notre puéricultrice propose très vite un second rendez-vous pour enrichir l'apprentissage. Le jour dit, Nadine a déjà préparé les couvertures et serviettes sur la table de la salle à manger. Rose propose alors, qu'elles fassent ensemble ce massage chacune avec un bébé, elle guidera ainsi aisément ses

gestes. Bien sûr, Nadine a déjà, encore et toujours Nicolas dans ses bras, elle l'installe et commence à faire des petits mouvements avec les
bras et les jambes en imitant Rose. Les enfants
sont ensuite déshabillés, chacune s'enduit les
mains d'huile d'amande douce préalablement
légèrement chauffée. Les conditions sont réunies
pour que cela soit un bon moment. Nadine est
souriante, outre la douceur de ses mains, c'est
un visage radieux qu'elle offre à son enfant, qui
en retour babille de satisfaction.

Et Raphaël ?

Raphaël apprécie aussi, mais Rose sent qu'il
est sur ses gardes, il ne sait pas encore quoi en
penser, mais bon il ne pleure pas ce qui est déjà
une victoire.

Tout se passe bien, le moment est donc venu.

C'est avec un grand sourire que Rose lance :

- *Et maintenant, on change !*

Nadine a à peine le temps de comprendre ce qui
lui arrive, Rose lui demande d'installer Raphaël à
la place de Nicolas. La jeune femme la regarde,
hésite, elle ne voit pas pourquoi il est nécessaire
de changer d'enfant, c'était bien comme ça. Rose

voit dans son regard qu'elle est déçue, peut-être n'a-t-elle-même pas envie de masser ce petit bonhomme plus fragile, moins valorisant que son frère. La jeune mère ne dit rien de sa déception et s'efforce d'accepter ce face à face. Ses mains sont chaudes, douces, elle les pose hésitante sur le corps chétif de Raphaël. Elle respire, puis le regarde... Et là, à cet instant précis, il se passe quelque chose de tout à fait étonnant : ce bambin qui, quelques secondes plus tôt, gigotait, ne coopérait pas vraiment, arrête tout à coup de bouger et fixe les yeux de sa maman. Il la regarde intensément, profondément. Il la regarde d'être à être, de cœur à cœur... Ses yeux semblent l'interpeller pour lui dire :

- Que t'arrive-t-il maman ?

Les mains de Nadine ne bougent plus, elles sont posées et enveloppent le corps de bébé. Elle est pénétrée par ce regard, jusqu'au fond de son être. Elle regarde l'enfant de la même façon, intensément.

Rose assiste à la scène, à l'intensité du moment, mais elle ne dit rien, elle continue son massage comme si de rien n'était, tout en guettant du coin de l'œil ce qui se passe juste à côté d'elle. Elle laisse faire et reste à sa place d'observatrice :

ils sont maintenant tous les deux assez grands, pour régler leurs comptes et puis elle a une entière confiance dans les capacités relationnelles du bébé, ici et maintenant.

L'émotion qui s'empare de Nadine est palpable. Il doit se passer de drôles de choses dans sa tête, se dit Rose, quand soudain, elle entend ces quelques mots, à peine chuchotés, parce qu'ils sont adressés au bébé :

- Pardonne-moi.

Elle sent un frisson de satisfaction courir le long de sa colonne vertébrale et venir dessiner un large sourire sur ses lèvres, ces mots la réjouissent profondément, voilà la rencontre est faite ! Ce qui, pour différentes raisons, n'avait pas pu avoir lieu, vient de se produire sous ses yeux. Raphaël et sa maman viennent de se rencontrer, ils se sont reconnus, le lien d'amour va pouvoir enfin s'épanouir. Raphaël ne sera sans doute plus ce « bébé difficile. »

À la PMI, Rose n'a pas eu l'occasion de revoir la jeune maman, il semble que les choses soient rentrées dans l'ordre. C'est à son retour de congé, que la collègue qui l'a remplacée sur le secteur, lui dit :

- J'ai vu en consultation des trois mois, une jeune maman avec des jumeaux. Elle m'a demandé de te passer le bonjour et de te dire que Raphaël allait bien. C'est drôle ça, elle n'a rien dit sur le second, Nicolas je crois !

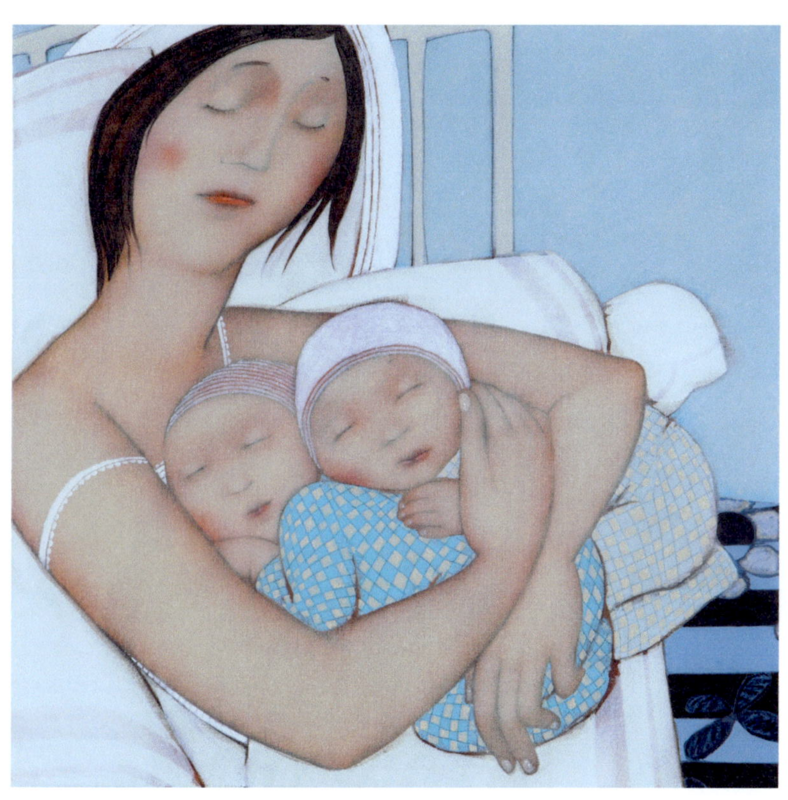

Margot, Reine des neiges

Margot est une jeune adulte de 27 ans, depuis sa petite enfance elle souffre de troubles autistiques[1] qui se traduisent par une gesticulation incessante. En proie aux multiples émotions qui parasitent sa vie, elle papillonne et est incapable de se poser. Elle s'exprime par un torrent de paroles qu'elle ne sait pas canaliser, formule des phrases répétitives prononcées sur un rythme saccadé, ce qui donne : « *Qu'est-ce que tu as mangé Céline/Qu'est-ce que tu as mangé/Qu'est-ce que tu as mangé Céline/Qu'est-ce que tu as mangé...* ». Il arrive que ses propos soient très imagés en lien avec son état émotionnel de l'instant, il n'est pas rare qu'ils fassent allusion au sexe, ce qui peut être très gênant en fonction du lieu où elle se trouve. Pour compléter le portrait, outre son visage souvent marqué par l'inquiétude, cette jolie brunette arbore une coupe au carré, un éternel serre-tête, un, deux quelquefois trois colliers et puis une étonnante particularité : elle est fascinée par le monde de Disney, et cela se voit ! Sa grande inspiration du moment, c'est la Reine des neiges, dont elle porte inlassablement les

---

[1] *Troubles autistiques : ensemble de troubles neurologiques qui agissent sur le développement des personnes dites « autistes ».*

vêtements... Enfin un empilement de vêtements, cinq ou six couches en moyenne. C'est sa façon à elle de se sentir en sécurité, en rendant tout contact extrêmement compliqué. Le tout donne au personnage un look dont on peut dire, qu'il est « d'enfer ».

Après l'institut médico-éducatif (IME), sa famille n'a pas réussi à trouver un lieu d'accueil satisfaisant, elle vit donc chez ses parents, un domaine à la campagne, au cœur du Gard. Des chevaux, chiens, chats et autres animaux entourent ses frasques. Ses parents : Virginie et Jean, sont très protecteurs, ils veillent à mettre en place différentes activités pour le bien-être et l'épanouissement de leur fille. Ainsi elle fait du cheval, de la danse. Mais, malgré cet entourage bienveillant, son quotidien reste compliqué, Margot n'a pas de filtre, elle est sans cesse submergée par un flot d'émotions qui la dévastent et qu'elle est incapable de contenir. Ses parents cherchent désespérément des solutions pour lui permettre de se poser.

Céline est une belle blonde enjouée, dynamique, au parler franc, elle a l'art de faire rire et de mettre très vite à l'aise. Elle aime la région où elle est née et dont elle a gardé l'accent chantant.

Pendant dix-sept ans, elle a été salariée d'une Maison d'Accueil Spécialisé (MAS) dont la mission est de recevoir des adultes avec des troubles du comportement, en particulier des troubles du spectre autistique, mais aussi des pathologies lourdes, comme la schizophrénie. Elle adore prendre soin de toutes ces personnes différentes, confrontées à l'isolement auquel leur pathologie les contraint. Formée aux pratiques de Toucher-massage et convaincue de leur utilité pour apaiser, détendre ces corps et ces âmes disloquées, elle a des projets plein la tête, mais, faute de pouvoir utiliser ses compétences comme elle le souhaite, elle quitte la structure et pratique son activité en libéral. C'est dans ce contexte, que Céline rencontre Virginie et Jean. Tout de suite, ils sont convaincus et décident de proposer la pratique des massages bien-être à leur fille. Il faut dire que, pour des raisons inconnues, Margot se plaint sans cesse des pieds : le bord externe du gros orteil présente une hypersensibilité très douloureuse. Peut-être sera-t-elle soulagée ?

Sans surprise, lors de la première séance programmée, c'est exactement ce que Margot demande :

- Fais-moi les pieds / fais-moi les pieds / Fais-moi les pieds...

Pendant plusieurs séances, Céline va donc se contenter de masser les pieds de Margot, le temps de la connaître mieux, de comprendre son fonctionnement. Puis, dès qu'elle sent que la confiance est acquise, elle propose à sa jeune cliente d'élargir sa pratique à d'autres zones du corps : le dos, les jambes.

Si Margot s'est montrée plutôt conciliante dans le fait d'être massée sur d'autres parties du corps, cela ne se fait pas sans quelques étapes nécessaires qui mettent chaque fois à rude épreuve le talent de Céline dans l'art du décryptage. Il faut d'abord comprendre les modalités d'accès au corps de notre Reine des neiges, à savoir comment enlever les couches successives de vêtements, sans générer d'angoisses qui rendraient la séance impossible. L'exercice prend du temps, la victoire se fait bien sûr sans brutalité, de façon très progressive, couche par couche. La partie gagnée, un autre rituel complique les choses : la présence sur la table de massage, tout autour de Margot, de nombreuses peluches dont le contact est rassurant. La présence de ces petites bêtes à poils ou à plumes, n'est pas négociable, ce sont donc les mains de Céline qui vont devoir tout en massant, déplacer discrètement ces encombrants invités, sans cesser de sécuriser Margot. Si d'aventure une de ces peluches, en grande partie des oiseaux ou des personnages de la série animée « Pat patrouille » tombe au sol, la peluche indisciplinée doit au plus vite, retrouver la place qui lui a été attribuée. Selon les jours et l'humeur de cette jeune femme à l'âme d'enfant, Céline n'a pas d'autre alternative que d'adapter sa pratique aux possibilités de l'instant présent, rien n'est jamais vraiment tout à fait gagné. Son expérience professionnelle est facilitante, l'autisme elle connaît, même si la façon d'aborder chaque patient peut être très différente. Elle côtoie maintenant suffisamment Margot, pour ne pas être déstabilisée et pour nuancer sa façon de fonctionner. C'est maintenant au rythme d'une fois par semaine que notre jeune autiste est invitée à se détendre, à lâcher-prise. Et ça marche !

Les différentes parties du corps de Margot sont désormais accessibles aux bons soins de Céline, mais l'appréhension du premier contact persiste. Chaque séance est ponctuée par les différents rituels : se rendre dans la salle d'activités, préparer ensemble la table de massage, laisser à

Margot le temps de se sentir prête, l'aider à se déshabiller, plier et ranger de façon méthodique chaque vêtement enlevé. Puis vient le temps des peluches, choisir celles qui seront disposées sur la table de massage, son oiseau préféré : le Guêpier d'Europe doit systématiquement être près d'elle. Une fois que tout est installé et Margot prête, commence le temps du massage : des effleurements doux de la tête aux pieds pour redéfinir son enveloppe corporelle, puis en fonction de l'état émotionnel de sa jeune cliente, Céline choisit de ne masser que les pieds ou d'élargir sa pratique à d'autres parties du corps. C'est à chaque fois une sorte de gageure, elle doit cerner quel sera le geste à faire et celui à éviter. Le ventre par exemple reste une zone sensible, Margot est très préoccupée par sa sexualité, avec des pulsions qu'elle ne sait pas nommer, ni identifier. Les séances peuvent d'ailleurs être l'occasion d'en parler. La parole est libre, ouverte : *« C'est quoi le sexe ? » - « Comment on fait l'amour ? » - « Tu fais l'amour, toi ? »*... enfin pour les propos les plus softs ! Tout en recadrant gentiment quand c'est nécessaire, Céline répond, elle fait en sorte que les propos ne soient pas trop intrusifs, mais elle répond, loyale. En peu de temps, c'est fou le chemin parcouru : quand elle arrive, elle est désormais accueillie par une Margot joyeuse qui vient l'embrasser, qui a compris qu'elle va vivre un moment privilégié. Céline représente à ses yeux une interlocutrice idéale, à qui elle peut demander tout ce qu'elle ne peut pas demander à sa mère. Elle sait qu'avec elle tout est différent. Une fois prête, allongée, quand la main de Céline peut enfin se poser, il se passe entre elles deux et dans ce toucher-là, une alchimie, une alliance, une harmonie qui n'existe pas ailleurs dans la vie de cette jeune fille. Enfin, elle lâche prise, elle se détend.

La première fois qu'elle s'est aperçue de cette tendre complicité, Céline a été très émue, très flattée aussi, consciente de la qualité relationnelle mise en place. Une sacrée victoire !

Et puis il y a ces fois-là, ces fois où l'état d'apaisement cède la place à quelque chose de magique. Margot ne s'agite plus, ne bouge plus. Elle se pose, s'exprime sans rituel verbal, sans répéter les mêmes phrases, ses propos sont clairs, cohérents, il lui arrive même de se taire et d'écouter le silence. L'intensité de ces moments rares troublent toujours autant Céline.

Et puis il a autre chose aussi, de séance en séance, Margot évolue sur la façon de se percevoir et de percevoir les autres. Elle s'intéresse aux clients de Céline : *« Que font-ils ?... Comment vont-ils ? »* À l'écoute des réponses, ses yeux pétillent. Elle a compris qu'il y a, elle et son corps et puis les autres, il y a des gens différents comme elle, qui est si différente de sa famille. Tout se passe comme si les mains contenantes de Céline, la rassemblaient, colmataient les brèches, canalisaient le tourbillon qui l'épuise et au final lui procurent le pouvoir de maintenir ses émotions. Ce toucher est libérateur et créateur d'un espace-temps où Margot peut se poser et s'exprimer de façon plus adaptée, jusqu'à trouver des formes de réponses qui l'apaisent vraiment.

Alors rêvons un peu, peut-être qu'un jour viendra où notre Reine des Neiges trouvera la structure qui lui permette de s'épanouir pleinement, qu'elle aura la possibilité d'une vie sociale ou collective, inenvisageable en d'autres temps.

Le rendez-vous manqué

Monsieur Le Roux est artéritique[2], après son hospitalisation, il revient régulièrement en consultation pour ses plaies chroniques aux jambes. La réfection des pansements est douloureuse et son artérite le fait terriblement souffrir, alors toute douleur supplémentaire lui est vraiment insupportable. Mais heureusement, il y a Laurence.

Laurence est aide-soignante et elle est près de lui, le temps de son pansement. D'après ce qu'il a compris, elle a fait une formation spéciale qui lui permet de pratiquer des soins relaxants, des massages de confort, pour soulager les patients comme lui. Il sait qu'il a de la chance, que cela n'existe pas partout.

Faut dire, que Laurence c'est sa part de joie. Il a rarement rencontré quelqu'un qui aime autant rire. C'est un peu comme si elle avait avalé le soleil, ça commence par ses yeux qui pétillent et puis le rire jaillit comme un éclair dans un ciel bleu. Tout est prétexte à s'esclaffer. Combien de fois elle peut rire dans sa journée, se demande-t-il, c'est fascinant des gens comme ça.

---

[2] *Artéritique : personne qui présente des lésions au niveau des artères dont la cause est inflammatoire ou dégénérative.*

Alors voilà, quand il était hospitalisé c'est Laurence qui accompagnait la réfection de ses pansements, maintenant quand il vient en consultation, elle veille à être présente. Il aime la façon qu'elle a de l'accueillir, de lui demander de ses nouvelles, de mettre de la légèreté et de la lumière dans sa vie de solitude. Et puis, vient le soin et les mains de Laurence, c'est incroyable comme elles lui font du bien. Ses mains sont douces, chaudes, la pression qu'elles exercent est parfaite. Le plus souvent, Laurence lui masse la tête, c'est comme si ça lui remettait les idées en place, qu'est-ce que c'est bon, il aimerait que ça dure toujours. D'autres fois, elle lui masse les mains, il aime beaucoup aussi, faut dire qu'avec ses mains quand il a tellement mal il aurait plutôt envie de frapper, tandis que là ça lui rentre la colère, il est plus calme et l'infirmière peut pratiquer sans crainte.

Mais aujourd'hui, quand il est appelé à se rendre dans la salle de pansement, il cherche Laurence du regard et ne la voit pas. C'est bien étonnant qu'elle ne soit pas déjà là.

L'infirmière s'impatiente, alors il questionne :

- Laurence, n'est pas là ?
- Non, pas aujourd'hui.

Répond la soignante qui attend pour faire le soin.

- Pourquoi qu'elle est pas là Laurence ?
Il sent une grosse vague de contrariété monter à l'assaut de son caractère qu'il sait être mauvais.

- Elle est en congé, il faut bien de temps en temps.
- Ah oui c'est vrai... les congés... il faut bien !...

Cette soudaine abnégation n'a convaincu personne, Monsieur Le Roux est maintenant de très mauvaise humeur. Ça alors ! Laurence n'est pas là. Il se dirige lentement vers la table de soins, il traîne la patte plus que jamais, il sait qu'il va devoir avoir mal et pour le coup ça ne le fait pas du tout rigoler !

Un collègue singulier

- Merci, Jérémy pour la façon dont tu as pris soin de Mme Thomas. Ta présence, tes gestes, l'ont soulagée, apaisée. Sa famille a beaucoup apprécié, tu as été un réconfort pour eux dans ce moment difficile où ils se sentaient particulièrement démunis. Ils me demandent aujourd'hui de te transmettre leurs sincères remerciements. Ce que je fais donc en leur nom et au mien.

Waouh ! Nitesh sent un frisson parcourir son corps tout entier, il est heureux, il se sent fier, l'air est tout à coup rempli d'une belle énergie ! Aide-soignant depuis quinze ans, il travaillait en urologie, quand sa route a croisé celle de Jérémy. D'abord, c'est sa qualité de présence qui l'a interpellé, puis la douceur de ses gestes qui cherchent à être agréables quand il soulève un bras ou déplace un membre. Dans cette manière de faire, il y a quelque chose qui n'est pas ordinaire et qui parle intimement à Nitesh. Cela a sans doute à voir avec ses origines, de culture indienne, il connaît les gestes de massage qui défatiguent ou tonifient, mais jusqu'à ce jour, il n'avait jamais eu l'occasion d'observer de telles pratiques au sein d'un service de soins. Il pensait même que ce type de gestes pouvait paraître déplacé parce que justement, le massage n'est pas dans la culture de ce pays-ci. Alors, quand Jérémy est venu en remplacement en urologie et qu'il a observé sa façon de prendre soin d'un vieux monsieur, ça l'a vraiment touché. Du coup, il s'est intéressé à son parcours, au pourquoi du comment. Jérémy, lui a répondu gentiment que le toucher est très important pour lui, car il impacte sa relation avec la personne soignée. Il a même ajouté quelque chose de très beau : *« Les massages sont des rencontres. Certaines d'entre elles sont éphémères, d'autres peuvent laisser une empreinte, s'étirer dans le temps, voire dans une « poétique de l'espace »* selon le philosophe Gaston Bachelard. C'est comme essaimer des graines et attendre une réaction, c'est une démarche vers et pour l'autre, progressive mais jamais invasive. »

Ces mots ont impressionné Nitesh, il sait que Jérémy vient d'un cursus universitaire, avant d'avoir préféré le métier de soignant. Il boit littéralement ses paroles, sous le charme de ce collègue tellement singulier. Jérémy, lui apprend qu'il suit une formation et qu'il espère ensuite mettre en place des soins bien-être personnalisés, afin de répondre aux besoins des patients de

son unité d'oncologie médicale, il y a beaucoup
à faire.

Nitesh tient absolument à en savoir davantage, si
bien que quelques jours plus tard, quand Jérémy
lui propose une initiation à une méthode appelée
« l'enveloppement apaisant », il accepte de suite.
L'opération séduction a commencé !

Tout d'abord, Jérémy l'invite à recevoir un enveloppement pour en goûter les bienfaits afin d'en
comprendre l'impact pour les patients. Au travers
du drap qui le recouvre, il sent les mains chaudes
de Jérémy, se poser calmement sur lui, puis avec
des pressions douces sculpter l'ensemble de son
corps. Cette présence enveloppante l'apaise et
le sécurise. Il apprend beaucoup de ce moment
et de la conversation muette qui se joue alors,
comme si les mots n'avaient pas leur place au
cœur de cet état de calme, de sérénité presque.
La séance terminée, ils se sont rendus auprès
d'une patiente qui a accepté de se prêter au jeu
et se livrent au même exercice mais ensemble,
à quatre mains. Nitesh adore ce moment, sans
doute est-il un peu trop tendu parce qu'il veut
être à la hauteur de la confiance que lui accorde
son collègue, mais tout de même il sent dans
ses mains cette chaleur bienfaisante, cet état de

calme qui s'installent et diffusent à l'ensemble du corps de la patiente. Il s'est appliqué et le voilà qu'il se promet de maîtriser lui-aussi ce savoir-faire !

Il arrive que les circonstances se montrent clémentes. Quelques temps plus tard, un poste d'aide-soignant se libère dans l'unité d'oncologie médicale[3]. Nitesh a obtenu le poste. De façon régulière maintenant, il travaille en duo avec Jérémy. C'est un tel enseignement de le regarder faire, de fonctionner avec lui, qu'il se réjouit de son choix et de ce hasard qui a si bien fait les choses.

C'est dans ce contexte, qu'ils prennent soin de Mme Thomas, âgée de 40 ans, arrivée pour altération de l'état général d'un cancer du sein en progression fulgurante. La prise en charge est complexe, cette jeune femme est en grande souffrance physique et morale, avec des crises particulièrement douloureuses, qui la laissent vidée, épuisée sur son lit. Dès son arrivée, les différents professionnels se succèdent auprès d'elle pour des batteries d'examens cliniques et biologiques, afin de définir et d'organiser au mieux les soins nécessaires. Jérémy présent

---

[3] *Oncologie médicale : service de médecine qui se consacre à la prise en charge médicamenteuse des cancers.*

au milieu du tourbillon, la voit perdue dans cet espace qui lui est étranger, elle est douloureuse, fiévreuse, en un état de profond mal-être. Il s'autorise alors à poser ses mains sur son poignet, il les fait glisser jusqu'à son épaule puis applique ses mains sur sa nuque tendue. Il a préparé une serviette humide, qu'il pose sur le front et mène jusqu'à la base du cou, il exerce quelques pressions douces, chuchote à l'oreille de la patiente des mots rassurants et finit par repositionner confortablement sa tête sur les oreillers.

Nitesh a vu.

Ces gestes pourtant simples, sont effectués avec une sorte de grâce. Doux, efficaces, ils ont en l'espace de quelques minutes contenu l'émotion et les peurs de la patiente. Ces gestes ont su lui dire qu'on allait prendre soin d'elle, qu'elle était au sens propre, comme au sens figuré entre de bonnes mains.

Le regard de cette jeune femme est plein de reconnaissance, Nitesh prend la mesure et l'importance de cet accueil, de ce premier contact.

Le jour suivant, quand il arrive dans la chambre, Nitesh comprend que cette patiente est à nouveau terrifiée. Un flux incessant de visites, de soins la laisse désorientée, il a même l'impression qu'elle rapetisse, elle paraît toute petite dans cette grande chambre, toute entière recroquevillée dans sa douleur et dans la peur.

Il demande de l'aide à Jérémy, qui disponible, propose à Mme Thomas de recevoir un Toucher-massage pour un peu plus de confort. Elle accepte de suite. Jérémy aménage un temps où il demande à ne pas être dérangé, et débute par un massage des jambes. Nitesh regarde ses mains soulever et envelopper avec douceur les membres douloureux puis lentement glisser sur la peau satinée par la présence d'œdème. Ses gestes attentifs semblent pleinement répondre au besoin de confort de Mme Thomas, puis vient le massage des bras, des épaules et c'est enfin le visage de la patiente qui accueille les mains bienfaisantes de Jérémy. Pour finir, il lui applique comme la veille, une serviette humide sur la nuque pour la rafraîchir de cette fièvre qui ne cède pas.

Nitesh ne sait pas combien de temps s'est écoulé… quelques minutes… peut être plus, il n'en a aucune idée, mais ce qu'il sait, ce qu'il voit, c'est le visage détendu de Mme Thomas, ses yeux qui se sont fermés pour apprécier ce moment précieux. Repositionnée sur les oreillers, elle ouvre doucement les yeux et sourit : *« Que s'est-il passé ? »* demande-t-elle… *« J'ai voyagé… J'ai vu mon chien, j'ai senti sa chaleur ! »*… *« J'étais loin, tellement loin… »*… *« Quand revenez-vous ?… Dites quand revenez-vous ? »*

Quelques jours passent, Nitesh n'a pas les mêmes horaires que Jérémy, mais ce week-end, ils sont ensemble. Mme Thomas est « actée soins palliatifs », seule la qualité de son confort compte maintenant, un protocole médicamenteux puissant est mis en place pour la soulager. Autour d'elle, il y a sa famille, ses proches, ils sont inquiets et viennent à la rencontre des soignants : *« S'il vous plaît, elle n'est pas bien… »*. Une injection supplémentaire est faite pour l'aider à dormir, mais cela ne suffit pas, elle s'agite, gémit, elle a le regard dans le vide et semble vouloir s'agripper à Jérémy positionné près d'elle. La chambre est dans la semi-obscurité, la famille se tient là, tétanisée dans son impuissance, alors encore une fois, ce sont les mains de Jérémy qui vont lui apporter un répit. Avec une extrême lenteur, il va l'aider à lâcher-prise, il repositionne une jambe trop pliée, une épaule trop crispée, met de la douceur, du confort là où la douleur bataille avec la vie. Le corps se relâche, la plainte se tait, Mme Thomas s'endort, le froncement entre ses deux yeux a disparu, elle semble soulagée. Les deux soignants sortent de la chambre, sans faire de bruit, silencieux. Nitesh a besoin de rester un moment dans le couloir sans parler, il est très ému, impressionné par cette efficacité, par la beauté des gestes, la grâce du moment. Il regarde Jérémy qui lui sourit « *Et bien, tu viens ?* »... Ils reprennent ensemble le cours de leur journée, pour Jérémy ce moment semble si naturel, pour Nitesh c'est différent, il y a dans l'air quelque chose qui porte ses pas, une sorte de légèreté, une musique presque... Il a envie de danser.

Mme Thomas décède le lendemain.

Aujourd'hui, c'est le temps des remerciements exprimés par le chef de service qui reconnaît le savoir-faire et l'humanité avec lesquels, Mme Thomas a été accompagnée dans ses derniers instants de vie. Nitesh est profondément ému, il le confie à Jérémy qui le regarde, sourit et lui dit d'une façon un peu énigmatique :

- On ne termine pas une danse, même silencieuse, sans le dernier pas !

Savoir dispenser généreusement des soins de confort et de réconfort, se sentir utile et singulier dans sa façon d'être et d'accompagner, mettre en place une qualité relationnelle privilégiée avec le patient, tout cela, c'est ce en quoi Nitesh croit. La reconnaissance de ce savoir-faire par ses collègues, la gratitude exprimée par la famille et le médecin donnent de la beauté au métier d'aide-soignant. Alors oui, aujourd'hui il se sent débordant de joie et de fierté parce que son collègue Jérémy vient d'être remercié pour sa façon de pratiquer son métier.

L'éclaircie

Stéphanie a 18 ans, elle est hospitalisée en unité psychiatrique.

C'est une jeune patiente dont la situation émotionnelle et psychologique rend complexe la mise en place d'une relation thérapeutique[4]. Son histoire c'est « du lourd », comme on dit aujourd'hui. Entre 6 et 9 ans, elle a été régulièrement violée par l'ami de sa grand-mère. Barricadée dans sa souffrance, avec une famille dans le déni, démunie face à son traumatisme, à 14 ans elle trouve refuge dans les bras d'un garçon. Elle se sent bien avec lui, il comble son besoin d'être cajolée et comprise. Mais le jeune garçon, lui, est mû par d'autres envies, il attend de cette rencontre une activité sexuelle, ce qui est bien entendu impossible pour Stéphanie. Le chemin sera long avant qu'elle ne puisse abandonner son corps violenté à des mains aimantes. Elle refuse, il la viole.

Depuis, c'est la déroute. Son insupportable souffrance est maintenant gravée, écrite sur son corps pour être lue : elle se scarifie[5].

---

[4] *Relation thérapeutique : processus relationnel indispensable entre un soignant et un soigné et/ou avec sa famille où la mise en place d'une thérapeutique est construite.*

[5] *Scarification : geste d'automutilation, la personne se coupe la peau avec un objet tranchant.*

Récemment, les scarifications ont pris une dimension dramatique. À son arrivée dans l'unité de soins, ce n'est pas moins de quarante-huit points de suture qu'il a fallu poser sur ses bras et jambes ensanglantés.

Au vu de son état clinique, les soignants craignent que le parcours de vie de Stéphanie ne se chronicise dans une pathologie psychiatrique. Alors, face à sa détresse, l'équipe cherche à mettre en place une « alliance thérapeutique », il s'agit d'obtenir d'elle, qu'elle accepte de participer à une activité qui lui permettra dans un premier temps, d'accéder à un état d'apaisement.

Au sein du centre psychiatrique, Emmy anime un atelier appelé « Bulle de soin », où elle accueille des patients angoissés adressés par un psychiatre. Elle leur offre de recevoir des soins de relaxation pour induire une détente, travailler la restructuration du corps[6] ou l'image de soi, la relation thérapeutique est toujours au cœur du soin proposé. C'est dans ce contexte que la rencontre se fait. Quand Stéphanie accepte de participer à cet atelier, l'équipe est ravie… c'est une lueur d'espoir, peut-être y trouvera-t-elle quelques moments de répit, un peu de ce calme intérieur dont elle a tant besoin.

[6] *Restructuration du corps : la réappropriation de son corps chez une personne atteinte d'une pathologie telle que la schizophrénie où le sentiment d'unité corporelle fait défaut.*

Il est bien entendu hors de question de toucher Stéphanie, elle est dans un état de grand abattement physique et moral, prostrée dans sa douleur, toute entière dans une attitude de repli. Son corps est inaccessible, objet de trop de violence.

Ce sont des séances de relaxation, un travail sur le souffle et la respiration qui lui seront proposés pour calmer son angoisse. Le cadre sécurisant de la salle, la présence accueillante d'Emmy, vont permettre la mise en place d'une relation chaleureuse et des échanges un peu moins formels. Elles aborderont ensemble différents aspects de son quotidien, ce qu'elle aime faire, ses goûts, ses envies d'activités. Malgré les peurs omniprésentes et envahissantes, de rendez-vous en rendez-vous, un lien se tisse. Stéphanie n'arrive jamais les mains vides, elle apporte chaque fois un petit cadeau, en l'occurrence de jolis petits objets qu'elle confectionne elle-même avec beaucoup d'habileté.

Puis vient le jour où Emmy décide de lui proposer un massage des mains qu'elle complétera par un enveloppement apaisant. Elle aime utiliser cette pratique qui consiste à recouvrir la personne d'un drap et appliquer des pressions régulières pour sculpter l'ensemble du corps. Elle pense que les bénéfices de ce contact particulièrement rassurant, structurant, peuvent induire un état d'apaisement.

Stéphanie est d'abord inquiète et sur la réserve, mais elle accepte de recevoir ce soin. Au travers du tissu, elle se laisse toucher par les mains bienveillantes d'Emmy. La séance se passe tout en douceur mais, sous le calme apparent, la violence bouillonne dans ce jeune corps qui a déjà tant souffert, c'est vraiment perceptible !

Emmy est satisfaite, cette première est une réussite : une étape a été franchie, mais elle prend la mesure du chemin qu'il reste à parcourir pour tenter de réparer les dégâts. Elle sait que ce chemin sera long et semé d'embûches avant d'arriver à un véritable lâcher-prise, de restaurer une envie de vivre et une confiance en l'autre.

Le rendez-vous suivant arrive, Emmy attend de connaître les impressions de Stéphanie : comment s'est-elle sentie après la dernière séance ? En fonction de ce qu'elle dira, elle lui proposera de recevoir ou non le même soin. Mais lorsque la porte s'ouvre, c'est une jeune femme volontaire, avec au coin des lèvres un petit sourire narquois, qui entre dans la pièce et déclare :

- Aujourd'hui, je veux que tu me fasses un massage du dos.

Emmy est éberluée, après quelques secondes de silence, elle bredouille quelque chose comme :

- Hein, qu'est-ce que tu me dis ?

Stéphanie réitère sa demande :

- Oui tu as bien entendu, je veux que tu me fasses un massage du dos.
- Tu es sûre ?

Pour une surprise c'en est une, elle n'en croit pas ses oreilles, mais un « oui » franc vient lui confirmer l'impérieuse demande. Emmy est déconcertée et pense qu'il y a un malentendu, sans doute elle n'a pas bien compris, alors elle insiste :

- Mais... tu sais... je vais te demander de te déshabiller... et... je vais masser ton dos avec mes mains...
- Je sais, j'ai confiance, je me sens en sécurité avec toi.

Confiance, sécurité !... Cette fois, elle est littéralement happée par ce coup de théâtre, l'émotion monte à l'assaut de sa poitrine, de sa gorge, elle a les larmes aux yeux.

Conformément à la demande formulée, elle invite Stéphanie à se dévêtir et à s'allonger sur la table de massage prestement préparée. Il s'agit maintenant d'être à la hauteur de cette confiance accordée se dit-elle, alors tout au long de la séance, elle veille à ce que ses mouvements soient enveloppants, maternants, que la pression exercée soit à la fois ferme et douce. Ses mains ne quittent à aucun moment le dos de Stéphanie, chaque geste semble maintenant devenir un des mots qui, mis à la suite les uns des autres, construisent une phrase pour écrire peut-être le début d'une nouvelle histoire. Elle a conscience qu'elle vit un moment-clé. Elle sait qu'elle donne aujourd'hui à ce corps martyrisé, une petite chance de sortir du dédale de l'absurde et d'entrevoir autre chose que la douleur comme façon d'être au monde.

Au début du massage, elle a senti sous ses mains le corps de Stéphanie se tendre à plusieurs reprises en proie à des réminiscences douloureuses, à des peurs... Et puis la magie a opéré, elle a compris qu'elle lâchait la crainte, pour se détendre et apprécier ce moment. C'était inespéré.

- Trop bien.

Ce sont les mots de Stéphanie quand elle se relève, elle semble tout à coup plus légère, elle sourit.

Dans l'heure qui suit, Emmy, toujours sous l'effet de la surprise, fait le retour de cet incroyable moment à l'équipe de soins. Comme elle s'y attendait, personne ne la croit vraiment ! Alors, pour être plus convaincante, elle raconte la séance par le détail, à savoir qu'il y a bien eu une éclaircie dans la noirceur de la nuit où cette jeune patiente vit. Tous ceux qui connaissent et entourent Stéphanie se montrent très émus à l'idée qu'elle ait pu accéder à ce moment de douceur et qui plus est : en faire la demande !

Il y a de quoi se réjouir. Emmy ne boude pas le frisson de satisfaction qu'elle sent glisser sous sa peau et filer le long de sa colonne vertébrale, parce que oui ce qu'elle vient de vivre, c'est précisément ce qui motive sa vie professionnelle : prendre soin de l'autre dans sa singularité, être au plus près de ses besoins. Elle a conscience d'avoir aidé cette jeune fille maltraitée à cheminer vers la confiance et peut être l'accès à une meilleure image d'elle-même. Elle s'est battue pour avoir ce poste, aujourd'hui elle est récompensée. Cet épisode vaut bien la détermination, l'énergie et la patience dont elle a fait preuve jusqu'ici. Elle se sent pleinement à sa place.

Les jours, les semaines ont passé, Stéphanie n'est pas sauvée, son cercle familial est culpabilisant, elle se scarifie à nouveau y compris le visage. D'autres problèmes de santé complètent maintenant ce tableau dramatique, Emmy ne la voit plus. L'équipe de soin est très inquiète sur son devenir.

Pourtant cette séance a existé, il y a bien eu une éclaircie dans ce ciel si uniformément gris... alors peut être que tout n'est pas perdu.

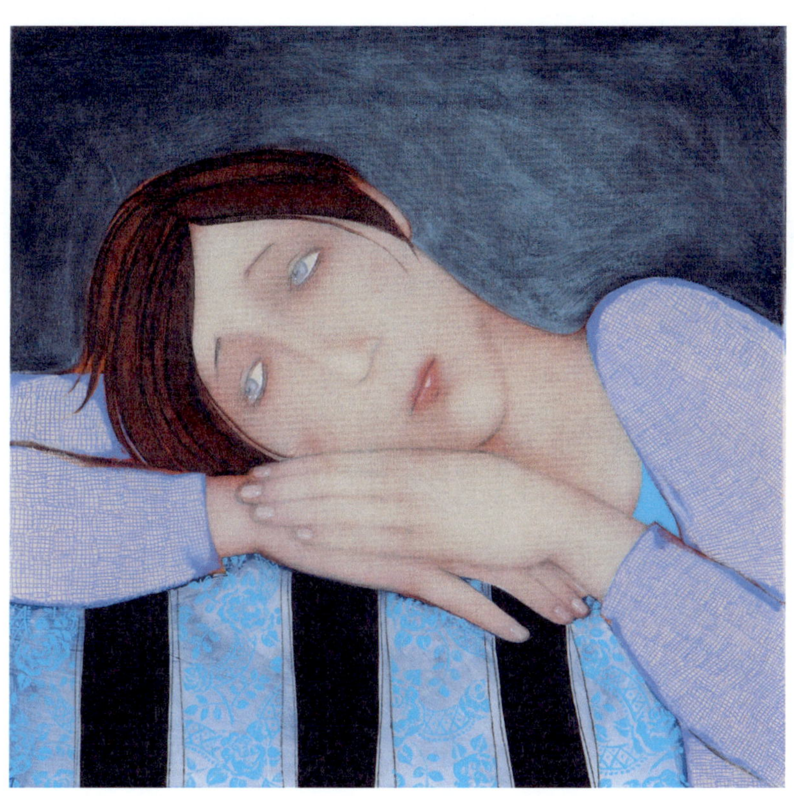

Le marché de Noël

Il n'y a pas assez de lumière.

La porte est fermée.

Elle se sent angoissée et agressée par ce qui l'entoure : des bruits métalliques, des objets qu'on déplace, d'incessants claquements de pas, des sonneries.

Terrorisée, elle est seule dans cette chambre qu'elle trouve glaciale. Elle sent qu'on la regarde, qu'on l'observe. Elle ne se souvient de rien, n'a aucune idée de pourquoi elle est là, elle est en proie à un sentiment de panique qui l'enserre toute entière.

Elle est douloureuse de partout, elle se sent comme broyée. Elle ne peut pas bouger, ses deux bras sont immobilisés, ses épaules aussi. Elle a mal au ventre, au bassin, aux jambes.

Elle comprend que quelque chose de terrible lui arrive, elle a peur. Elle a peur de l'ombre, du bruit, de la présence d'autres personnes, peur de souffrir davantage aussi.

Elle panique quand elle aperçoit une blouse blanche ou bleue. Qui que ce soit, elle a peur.

Elle devine être dans un service de réanimation, mais c'est tout ce qu'elle comprend.

Sa vie vient de basculer et elle ne sait pas pourquoi.

La seule chose dont elle se souvient et qui s'affiche devant ses yeux en lettres de sang, c'est « Noël » ! Une fête pourtant si joyeuse. Alors pourquoi maintenant ce mot vient la hanter et lui donne froid dans le dos ?

Une jeune femme brune s'avance vers elle, se pose près du lit et lui sourit. Elle se contracte, se tend toute entière… que va-t-il se passer, que va-t-elle lui faire ?

La jeune femme lui confirme qu'elle se trouve dans un service de réanimation et lui apprend qu'elle a été victime d'un accident. Elle s'appelle Élodie et sera là cette nuit pour prendre soin d'elle, elle ajoute qu'il ne faut pas qu'elle ait mal, une seringue électrique perfuse en continu des antalgiques, mais elle peut lui injecter des doses complémentaires si nécessaire, elle veillera à son confort.

Ces propos sont plutôt rassurants, mais elle n'a qu'une envie : qu'on la laisse seule, qu'on ne l'approche pas, surtout qu'on ne l'approche pas. Elle voudrait parler, mais les mots restent coincés dans sa gorge, elle arrive juste à articuler « lumière »... « mettre de la lumière ! ». Élodie fait signe qu'elle a compris, elle dit qu'elle va laisser une lumière, mais il faut qu'elle se repose maintenant.

Avant de quitter la pièce, l'infirmière pose sa main sur la sienne, elle lui dit :

- Vous êtes en état de choc, ne vous inquiétez pas nous sommes là pour veiller sur vous, vous allez doucement vous rétablir.

La nuit sera longue, impossible de fermer l'œil, son esprit est tout entier coincé dans un dédale de sombres pensées. La peur est omniprésente. Elle a envie de pleurer, de crier, mais elle est comme muette, tétanisée et contenue dans un brouillard ouaté. Elle voudrait remonter le temps, revenir à sa vie, à sa vraie vie. Elle sait qu'elle était heureuse, que tout allait plutôt bien, alors quoi ?

Élodie est revenue régulièrement, en milieu de nuit elle lui a dit qu'elle allait la réinstaller pour plus de confort dans son lit. Elle a pris soin de poser doucement ses mains sur elle, et puis avec sa collègue, elle l'a positionnée sur le côté, elle a senti qu'elles étaient attentives à chaque geste, les bras d'Élodie la maintenaient... mais elle restait toutefois sur ses gardes. Et puis sans qu'elle s'y attende, des mains chaudes et enveloppantes ont glissé le long de son dos, en quelques minutes elle a senti l'efficacité des gestes, c'était comme si ses muscles s'étaient mis à ronronner de satisfaction. Repositionnée, elle a pu articuler : Merci.

Le jour suivant, nombre de personnes se sont succédées auprès d'elle, chaque blouse, chaque silhouette était une épreuve, elle ne pouvait faire face au sentiment de panique qui l'envahissait à chaque fois, surtout si c'était un homme qui rentrait dans sa chambre. Un nouveau sentiment s'ajoutait maintenant à ce marasme psychologique : la colère ! Elle refusait en bloc tout ce qu'il lui arrivait : être là, douloureuse et impuissante, à la merci de chacun. Lors de la toilette, la personne qui s'occupait d'elle, lui a dit ces mots terribles : *« Vous avez eu de la chance, ce ne sont que des fractures. »* De la chance ! Son sang s'est glacé d'un coup. Quel est ce cauchemar dans lequel elle se débat ?

Le chef de service lui a expliqué sa situation clinique, elle a surtout retenu le mot

« poly-fracturée », il lui a demandé si elle se souvenait de ce qui s'était passé, elle a bougé la tête de gauche à droite, non. Alors, elle a entendu des mots posés les uns à côté des autres, mais leur assemblage n'alimentait aucun de ses souvenirs, c'était comme si on parlait de quelqu'un d'autre, elle n'arrivait pas à comprendre qu'il s'agissait d'elle et de son histoire. Marché de Noël, un déséquilibré, une voiture qui a foncé dans la foule, beaucoup de blessés… et puis, il l'a dit tout bas mais elle l'a entendu, des morts aussi. Rassurez-vous votre mari est hospitalisé, mais son état n'est pas trop grave. On vous gardera ici le temps qu'il faudra ».

Son mari, elle n'avait même pas eu le réflexe d'y penser, il était donc avec elle à ce moment-là. Ce moment dont elle ne se souvient aucunement. Juste demeure cette sensation de violence, cette panique qui s'impose à elle et ne la lâche plus.

Trois nuits sont passées, Élodie n'était pas de service. Alors, quand ce soir, elle la voit, souriante, entrer dans sa chambre, elle lui sourit aussi. Enfin un petit sourire, rien de très démonstratif, sa situation reste complexe, ses douleurs physiques l'épuisent. Psychologiquement elle se sent « à bout de force », elle n'arrive pas à trouver le sommeil qui l'aiderait à récupérer un peu. Elle est lasse de tout. Pourquoi elle ? Pourquoi faut-il qu'elle souffre tant, sans avoir rien fait, sans même se souvenir de rien.

À 5 heures du matin, elle ne dort toujours pas malgré les calmants.

Élodie a été très occupée cette nuit, elle va bientôt faire son « dernier tour de soins ». Avant cela elle a un peu de temps, alors elle s'approche d'elle et lui propose de l'installer assise au bord du lit, pour lui masser le dos. L'idée lui parait un peu étrange, mais pourquoi pas, elle est si fatiguée alors oui elle accepte. Une fois assise, Élodie se positionne devant elle, et l'encourage à s'appuyer sur son épaule, pour se sentir bien maintenue. La douceur et la chaleur des mains d'Élodie feront leur office, mais ce qui l'étonne surtout c'est le confort de la position. Elle prend conscience qu'en fait elle se retrouve dans les bras d'Élodie, qui l'entourent pour avoir accès au haut de son dos et masser les parties tendues. Élodie sent bon, sa présence est apaisante, alors elle laisse sa tête se poser sur cette épaule accueillante, elle se réfugie dans cette étreinte presque maternelle et se concentre sur les bienfaits du massage. Il se passe alors quelque chose de très particulier :

c'est comme si les mains qui parcourent son dos desserraient l'étau dans lequel la douleur la broie. Elle sent soudain l'oxygène arriver jusqu'à ses poumons, son corps existe enfin autrement qu'au travers de la souffrance, elle a juste la sensation de se réveiller à la vie ! Elle est ébranlée et lâche enfin les larmes retenues jusqu'ici, elle les sent glisser sur ses joues et sur la blouse d'Élodie, mais elle ne bouge pas, elle ne veut surtout pas interrompre ce moment-là.

Depuis son « accident » et toute cette folie, c'est la première fois qu'il se passe quelque chose d'agréable pour elle, elle donne libre cours à son chagrin parce qu'elle se sent cajolée et comprise comme une enfant.

Repositionnée dans son lit, elle va s'endormir jusqu'au petit-déjeuner sans être gênée par la moindre douleur, c'est une première. Et puis, dans la journée, est-ce que c'est le fait d'avoir lâché, d'être un peu moins fatiguée, elle a des « flashs », elle se souvient des pneus qui crissent sur le bitume, d'une voiture qui roule vite, bien trop vite, elle se souvient des cris, des hurlements et puis des sirènes de pompiers aussi. Ses souvenirs se mettent en place.

La nuit suivante, Élodie lui apprend qu'un temps de massage est planifié pour elle dans la nuit, ses collègues s'organisent pour qu'elle soit complètement disponible le temps nécessaire. Et ce sera le cas chaque nuit où Élodie sera là. Après le second massage, elle a dormi cinq heures de suite et la nuit suivante elle s'est carrément endormie pendant le massage. Par la suite, ce soin de confort sera organisé en début de nuit afin qu'elle puisse dormir jusqu'au petit matin.

Elle a bénéficié de dispositions particulières, elle aurait dû être transférée dans un service de chirurgie dès la situation aigüe passée, mais au vu de l'importance de la souffrance physique et psychologique à laquelle elle a dû faire face et en raison du lien de confiance établi avec l'équipe de soins, le chef de service lui a annoncé la décision de la maintenir dans cette unité de réanimation, jusqu'à son départ en maison de rééducation.

La cadre du service lui a appris que les équipes de jour ont exprimé leur frustration de ne pas pouvoir dispenser les soins de massage qu'Élodie pratique la nuit, chacun ayant pu en observer les manifestes bénéfices. Il semble qu'au vu de cette demande remontée à la direction, un projet de formation puisse se mettre en place.

Alors la veille de son transfert, elle a dicté deux courriers, le premier est adressé à Élodie, afin de lui exprimer ses remerciements, elle se doit de lui dire à quel point ses gestes ont été bénéfiques et ont participé de manière incontestable à l'amélioration de son état.

Le second courrier est adressé à la direction de l'établissement pour défendre la pratique des massages « douceur » en service de réanimation et soutenir le projet de formation du personnel quelle que soit l'unité de soins, il y a de la détresse et de la douleur partout.

Journée de formation en gériatrie

Janine est formatrice en Toucher-massage depuis de nombreuses années, son métier est une passion. Elle intervient auprès de soignants au sein d'établissements, afin de leur apprendre quelques gestes douceur qu'ils pourront intégrer dans leur quotidien professionnel.

Il s'agit surtout de leur donner suffisamment confiance en eux pour que leurs mains, déjà rompues à la manipulation du corps souffrant, se posent et pratiquent avec un peu plus de tendresse et d'écoute, les gestes habituels qui visent au confort et mieux-être du patient ou de la personne âgée en institution.

Les conditions d'accueil des formations ne sont pas toujours facilitantes, rares sont les établissements de soins qui disposent d'un lieu adapté. Il serait nécessaire que la pièce soit suffisamment grande, chauffée, au calme pour que les soignants présents profitent pleinement de ces apprentissages et qu'ils puissent déjà en apprécier les bienfaits pour eux-mêmes. Mais ce n'est pas souvent le cas, Janine est coutumière de cette situation, elle s'adapte.

La formation se déroule en Lorraine. La salle est spacieuse, lumineuse plutôt agréable mais elle jouxte un service de gériatrie et surtout la salle commune où les résidents se retrouvent en attendant l'heure du déjeuner ou une éventuelle activité. Le groupe de formation est donc soumis aux conditions sonores de l'endroit : cris, gémissements, réclamations et disputes qui ne manquent pas de ponctuer le cours de la journée.

Le point culminant aura lieu au beau milieu de l'après-midi, alors que Janine est en pleine démonstration du massage du ventre. Les apprenants sont attentifs et concentrés sur sa gestuelle, tandis qu'en fond sonore une lamentation occupe tout l'espace : *« J'ai faim, j'ai faim, j'ai faim, j'ai faim ! »*. Quatre séries de quatre !... Puis, à la surprise générale, cela devient : *« J'ai soif, j'ai soif, j'ai soif, j'ai soif ! »* une bonne douzaine de fois immédiatement suivi par : *« J'ai mal, j'ai mal, j'ai mal, j'ai mal. »* toujours décliné par quatre, plusieurs fois de suite sur un même ton monocorde. Il y a eu aussi : *« Méchant, méchant, méchant, méchant. »*... *« Alors, alors, alors, alors. »*... *« Docteur,*

docteur, docteur, docteur. »... « *Sommeil, sommeil, sommeil, sommeil.* » et enfin l'apothéose la dernière série qui a tourné en boucle un nombre incalculable de fois : « *J'vais mourir, j'vais mourir, j'vais mourir, j'vais mourir.* ». Si cette litanie morbide était éprouvante pour le groupe, elle l'était tout autant pour les résidents présents dans la salle commune. Au bout d'un quart d'heure, n'y tenant plus, un vieux monsieur ajoute son grain de sel, en ponctuant chaque fin de série d'un « *C'est vrai !* ». Et après trois ou quatre séries, c'est un chœur d'environ huit voix qui se joignent à lui pour s'exclamer de la même façon : « *C'est vrai !* ».

- J'vais mourir, j'vais mourir, j'vais mourir, j'vais mourir.
- C'est vrai !
- J'vais mourir, j'vais mourir, j'vais mourir, j'vais mourir.
- C'est vrai !
- J'vais mourir...

La situation est maintenant cocasse et éprouvante, difficile d'animer une formation dans ces conditions. Janine propose donc un temps de pause et elle suggère qu'une personne du groupe l'accompagne auprès de la vieille dame qui déclame, afin de lui offrir un petit massage.

Une aide-soignante accepte, elles se rendent toutes les deux auprès de la résidente, qui ne répond pas vraiment à l'offre de massage des jambes que lui fait Janine, mais elle semble réceptive. Nos deux masseuses s'installent à ses pieds, pour exercer le long de ses jambes des pressions douces, régulières cela pendant cinq bonnes minutes. La vieille dame les regarde faire, sans un mot !... Seuls des petits mouvements secs de la tête accompagnent le rythme des mains.

Une porte s'ouvre, la cadre du service sort de son bureau très intriguée de cette soudaine accalmie.

- Ah d'accord, s'exclame-t-elle, ça fait du bien quand ça s'arrête !
- Emmenez-la donc avec vous en partant, ajoute un résident excédé.

Nos deux masseuses quittent la vieille dame, non sans lui souhaiter une agréable fin de journée. Le calme règne enfin !

Lorsque Janine et sa comparse reviennent à la salle de formation, contentes d'elles, elles sont saluées par les bravos de l'ensemble du groupe impressionné par le résultat de leur collaboration. C'est une merveilleuse occasion pour Janine de souligner l'intérêt de cette pratique, d'en défendre la légitimité et de vanter encore une fois, si besoin en est, les bienfaits du toucher.

L'apprentissage reprend sereinement, quand, un bon quart d'heure plus tard… le groupe tout entier se fige dans ses gestes. En fond sonore une nouvelle litanie a fait place au silence : « Ça va mieux, ça va mieux, ça va mieux, ça va mieux ! »

Un fou rire s'empare de l'ensemble du groupe, qui redouble d'importance quand un : « Oh non, c'est pas vrai ! » s'élève, crié par un résident, celui -même qui avait ponctué d'un « C'est vrai. » les précédentes lamentations.

Mais cette fois, la répétition n'a duré que quelques minutes, puis ce fut tout. Le reste de la journée s'est tranquillement déroulé. Le lendemain le chant mélodieux des litanies a repris, cette fois deux stagiaires sont allées pratiquer quelques pressions douces sur les jambes de la vieille dame et le résultat a été aussi efficace que la veille.

Gageons qu'ensuite ce petit rituel a soulagé notre vaillante oratrice, chaque fois que nécessaire !

Maladie de Charcot

Anita a travaillé de longues années en EHPAD. Elle a adoré prendre soin des personnes âgées mais le passage de son poste d'infirmière sur un temps de travail de douze heures l'a obligée à quitter ce service de soins. Ne se sentant pas capable d'être disponible douze heures d'affilées, elle travaille aujourd'hui en unité de soins longue durée (USLD).

Ses débuts ont été compliqués, elle ne s'est pas sentie particulièrement bien accueillie, ses années d'expérience, sa façon de prendre soin du patient, la formation qu'elle finalise concernant la pratique du Toucher-massage, la singularisent peut-être trop. Ses jeunes collègues sont des techniciennes et ne comprennent pas bien ses motivations. Anita cherche sa place dans l'équipe et il y a des jours plus ou moins faciles.

En janvier, elle est dans ce nouveau service depuis un mois quand elle accueille Mme Richard, transférée d'une unité de soins palliatifs. Cette dame encore jeune, qui n'a que 67 ans, a déclaré une maladie de Charcot[7] depuis

---

[7]   *Maladie de Charcot : maladie neurodégénérative qui provoque une paralysie progressive de l'ensemble de la musculature, y compris les muscles respiratoires.*

un an et demi. Infirmière de métier, elle connaît bien sa maladie, elle sait qu'elle est condamnée dans des délais assez courts, elle connaît aussi les conditions difficiles de fin de vie avec cette pathologie, elle les refuse absolument, elle veut partir avant de mourir d'une façon qu'elle juge indigne. Elle a déjà à son actif deux tentatives de suicide médicamenteux, et demande maintenant une mort assistée, mais la loi ne le permet pas. Il lui reste quelques mois ou peut être une année à vivre, elle n'est pas tout à fait en fin de vie et a donc été transférée dans cette unité de soins de longue durée.

Madame Richard est originaire de Lorraine, à l'autre bout de la France. Elle a quitté sa région, sa famille, ses amis pour être loin du chagrin de ses proches et de tout ce qui pourrait la rattacher à la vie : elle veut vivre seule et sans attache, elle est déterminée à en finir et le dit sans détour.

Malgré ce contexte dramatique, elle se présente comme quelqu'un de plutôt avenant, coquette, maquillée, elle arrive chargée de quelques beaux objets qui lui permettront de transformer sa chambre en un endroit tout à fait agréable, avec un décor minutieusement soigné.

Le jour de son arrivée, Anita est là pour l'accueillir, elle est la seule dans ce service comme infirmière pour prendre soin de 45 patients. Elle l'installe dans sa chambre et très vite Mme Richard tient à faire le point sur sa situation clinique. Ce qui trouble Anita, c'est le détachement avec lequel cette patiente s'exprime pour parler d'elle et de son corps qui la trahit. Elle énumère la liste de ses incapacités : elle est sous oxygène douze heures par jour, elle n'a plus de mobilité, elle se déplace en fauteuil médicalisé, et pire encore elle commence à être incontinente. Le tableau est dramatique, mais les mots sont dits sans émotion, avec froideur, c'est comme si ce corps lui était étranger, elle parle d'un absent. Par compassion et pour mettre un peu de chaleur dans la sécheresse de l'échange, Anita l'informe qu'elle est en cours de formation professionnelle et que si elle le souhaite, elle peut lui offrir des séances de massage pour la détendre et l'apaiser. Mme Richard lui répond qu'une esthéticienne vient la voir de façon régulière et qu'à priori elle n'aura pas besoin des soins qu'elle lui propose si gentiment.

Au début de son séjour, cette patiente est loin d'être agréable, elle se montre très exigeante, ici rien n'est à la hauteur : la restauration, les soignants incapables de correctement l'aider, la prise en charge médicale ne l'a satisfait pas non plus. Elle se moque avec sarcasme de tout un chacun en y mettant un enrobage poli et convenu. La situation est forcément tendue avec elle : il n'est vraiment pas facile de prendre soin de Mme Richard.

Quelques mois ont passé. En juin, un matin, Anita trouve Madame Richard dans son lit, allongée sur le côté, recroquevillée sur elle-même, elle a vraiment très mal au ventre. Anita propose de lui masser l'abdomen, dans la position dans laquelle elle se trouve, pour tenter de la soulager. Dès qu'elle pose ses mains, elle sent que la patiente est réceptive, qu'elle se relâche déjà un peu. Les manœuvres de massage seront douces, envelop-pantes, apaisantes et prolongées par des mou-vements d'ouverture au niveau du thorax, puis des épaules, ce qui va permettre à la patiente de mieux respirer, de se détendre enfin.

La crise est maintenant passée, alors, après quelques minutes et plusieurs soupirs, la parole se libère. La veille, Mme Richard est allée en consultation en neurologie, le professeur a écouté ses plaintes, sa demande et a donné son accord : elle est éligible à la sédation profonde quand elle le souhaitera. Cette pratique consiste à endormir profondément un patient de manière à s'assurer qu'il ne souffre plus jusqu'à son décès. Au cours d'une sédation profonde, la personne dort et ne réagit ni à la voix ni au toucher, c'est ce que Mme Richard a demandé. Dès son retour, elle a donc décidé d'enclencher la démarche. Mais aujourd'hui, elle n'arrive pas à poser les mots pour exprimer sa volonté au médecin du service. Alors, ces spasmes qui lui labourent le ventre, ce sont les mots qu'elle n'arrive pas à formuler : l'émotion la submerge et la laisse pantelante de douleurs sur son lit.

Après le massage, Mme Richard apprend sa décision à Anita et demande la venue du médecin pour l'acter. Elle souhaite ne pas être transférée en soins palliatifs, elle veut rester dans ce service d'USLD et si Anita trouve le temps nécessaire, elle aimerait être massée jusqu'au jour programmé.

La rencontre entre Anita et Rita, prénom de Mme Richard, a vraiment eu lieu ce matin-là, l'apaisement apporté par le massage lui a permis d'exprimer librement son choix.

La date est fixée, la sédation sera posée dans une semaine. Une semaine seulement.

Comme elle l'a souhaité, un temps de massage est organisé les jours où Anita est en service. Cinq séances seront pratiquées. Rita a particulièrement froid aux pieds, mal aux jambes et aux chevilles, elle demande en priorité un massage des membres inférieurs pour sentir les mains chaudes et efficaces d'Anita la soulager. Puis elle accepte volontiers un massage du haut du corps : torse, épaules, nuque et bras, ce qui lui permet de mieux respirer, d'ailleurs à la troisième séance elle enlève son masque à oxygène qu'elle ne remettra plus.

Les premiers jours, Rita parle beaucoup, elle a besoin de dire tout ce qui la traverse : ses questionnements, ses appréhensions aussi. Il y a, par exemple, quelque chose qui la tourmente énormément : cette histoire de réveil. Le médecin des soins palliatifs qui sera présent le jour venu, lui a maladroitement expliqué qu'il est possible de se réveiller au cours d'une sédation. Lors de cet entretien, elle n'a rien entendu d'autres, cette phrase l'a paniquée. Une fois sédatée, elle ne veut pas se réveiller, ce serait encore un échec. Face à ce désarroi, Anita n'a pas d'autres alternatives que de la ramener à l'ici et maintenant, de lui parler des choses qu'elle aime et dont elle a envie. C'est d'ailleurs à cette occasion que Rita lui confie qu'elle adore le très bon whisky et qu'au matin du jour dit, il lui serait agréable d'en boire un peu.

Les jours suivants, l'état d'apaisement, le relâchement vont permettre à Rita de dormir mieux mais aussi d'être davantage en contact avec les émotions qu'elle refoule depuis longtemps déjà. Le climat de confiance qui règne lors des séances de massage dispensées lui donne la possibilité de s'exprimer, de parler d'elle avec authenticité. Anita l'aide à gagner en légèreté.

Mais pendant toute cette semaine, dans le service règne une ambiance particulière. Une chape de plomb a recouvert le quotidien des soins, cette situation est inhabituelle et l'équipe est ébranlée. Personne n'est préparé à faire face à ce raz de marée émotionnel. Les soignants sont divisés quant à la mise en place de cette sédation et de cette mort annoncée parce que la patiente n'est pas en phase d'agonie. Le positionnement éthique est commun à tous puisqu'il s'agit de soulager le patient, mais avec des valeurs différentes.

Anita par sa posture et son implication dans l'accompagnement spécifique qui a été mis en place, aide chacun à cheminer. Elle explique volontiers son rôle, le confort qu'elle essaie d'apporter à cette dame afin qu'elle se sente moins captive de sa douleur et se reconnecte avec le sentiment de dignité que sa maladie a beaucoup altéré. Suite à ces échanges, il y a comme une effervescence autour de cette patiente, chacun veut y aller de sa petite marque d'attention, l'une apporte des fleurs de son jardin, l'autre des plats cuisinés de la maison. L'équipe s'est même cotisée pour acheter une très bonne bouteille de whisky, afin de lui offrir ce plaisir avant de partir.

Ses derniers jours de vie, Rita va être vraiment différente, plus ouverte, plus souriante y compris avec l'équipe, elle semble satisfaite que sa demande ait été entendue et elle apprécie les attentions de chacun.

Quant à Anita, cette situation n'est pas si simple à gérer. Elle prend beaucoup sur elle, elle est même sujette à de véritables ascenseurs émotionnels, il y a des moments où elle se sent convaincue du bien-fondé de sa posture et puis d'autres moments où le doute l'assaille. En fait, elle se rend compte qu'elle a très peur d'être submergée par ses propres émotions et ce compte à rebours qui les rapproche chaque jour de la sédation, la meurtrit. Elle a certes choisi d'accompagner

Rita dans sa démarche, mais au final, ce qui la motive c'est de lui apporter suffisamment de confort afin que ses derniers jours ne soient pas concentrés sur son « corps souffrance », mais sur un corps encore capable de lui procurer des sensations agréables, un corps où la vie circule. Elle voudrait offrir à Rita d'ouvrir les portes d'un certain possible : se sentir libre et vivante jusqu'à l'ultime moment !

Anita s'est forcément très attachée à Rita, elle se raccroche à l'idée qu'elle fait au mieux en l'aidant à vivre, d'autres l'aideront à mourir.

Le jour de l'induction de la sédation arrive, il est quatorze heures. L'équipe des soins palliatifs est attendue, un médecin et une infirmière viennent pour la mise en place du protocole. C'est le médecin qui injecte la première dose, puis si la personne n'est pas endormie éventuellement une seconde dose, ensuite les produits perfusés prennent le relais. Le médecin du service d'USLD est présent, Anita se tient à ses côtés pour saluer sa collègue infirmière et lui demander ce dont elle a besoin, mais le médecin des soins palliatifs arrive seul, l'infirmière n'est pas disponible. Les deux médecins regardent Anita, elle ne comprend pas, enfin elle refuse de comprendre.

Son chef de service pose alors les mots qu'elle n'aurait jamais souhaité entendre : « *Anita, c'est toi qui vas devoir préparer Mme Richard* ». Elle ne sent plus ses jambes, elle a l'impression de se désagréger de l'intérieur, de n'être plus qu'une petite flaque là, au milieu de ce grand couloir. Autour d'elle, elle voit les aides-soignantes pâlir et elle sent leurs mains se poser sur son bras, ses épaules : elles la soutiennent. Anita est la seule infirmière présente dans le service, elle ne peut pas « passer la main », Rita attend ce moment, elle est prête, il n'est pas possible de différer la sédation. C'est maintenant et c'est elle.

Anita commence donc les soins nécessaires, pose d'une sonde urinaire, d'une perfusion qu'elle relie à la seringue électrique. Elle est bouleversée, elle déteste ce moment, elle se retrouve confrontée à une situation à laquelle elle ne s'attendait pas du tout, elle est prise de court et démunie, ne sait que dire. Rita ne parle pas non plus, mais elle lui sourit. Anita a l'impression de grimacer en lui rendant son sourire, elle voudrait dire quelque chose, mais quoi ?... Alors elle chuchote qu'elle ne trouve pas les mots. Rita lui répond que tout est bien, qu'elles se sont déjà tout dit.

Les médecins entrent dans la chambre de la patiente accompagnés d'une aide-soignante qui ne veut pas laisser Anita seule pour gérer ce moment. Les médecins se sont placés près de la patiente pour injecter progressivement les doses nécessaires. Rita ne s'endort pas de suite, elle regarde les soignantes, alors Anita par réflexe, a posé ses mains sur un de ses pieds, l'aide-soignante a compris, elle dit *« je te suis »* saisit l'autre pied et ensemble elles vont la masser. Quelques minutes plus tard, Rita s'est endormie.

Le lendemain, Anita est à nouveau de service, avant d'entrer dans la chambre, elle respire à fond plusieurs fois. Elle ouvre la porte et se fige, Rita la regarde, elle est réveillée. Elle ne va pas bien, elle est très nauséeuse. À court d'idées, Anita lui demande comment elle peut l'aider, elle lui répond *« Je veux que tu me masses »*. Dans l'urgence, Anita choisit de pratiquer des pressions douces, enveloppantes sur l'ensemble de son corps, mais ses mains tremblent, alors elle se concentre sur sa respiration pour ne pas trahir le mouvement de panique qui s'empare d'elle. Sur un rythme très lent et régulier, elle s'applique à envelopper, rassurer ce corps qui refuse de s'abandonner. Rita s'endormira à la fin du soin et ne se réveillera plus.

Au troisième jour de sédation, quand elle entre
dans la chambre, Anita voit tout de suite que
le rythme respiratoire de la patiente a changé,
qu'elle vit ses tous derniers moments. Elle s'approche et pose doucement ses mains sur sa
poitrine, accompagne son souffle. Et, c'est sous
ses mains qui ont tellement appelé la vie, qu'elle
sent maintenant la vie se retirer.

Personne ne me touchera

Ma fonction de responsable pédagogique au sein de notre école imposait ma présence à différents congrès professionnels, j'adorais ça : aller à la rencontre de très nombreux soignants, échanger avec eux sur leurs pratiques, leurs difficultés et cette passion quelque peu dévorante de vouloir soigner et soigner mieux. C'était toujours passionnant, je me rendais à ces journées avec entrain.

Ce matin-là, je participe au congrès organisé par la société Française pour le développement de la recherche et le traitement de la douleur, j'y accueille les visiteurs qui souhaitent connaître notre enseignement. Je ne suis pas seule sur cet espace, à mes côtés des soignantes formées à la pratique du massage assis proposent aux congressistes un moment de détente.

En ce tout début de matinée, peu de personnes circulent autour des stands. Sur notre espace massage, une équipe de soignants d'un établissement pour personnes âgées vient de renoncer à la plénière, préférant la possibilité de se faire masser. Le groupe est rieur, tout se passe bien.

Depuis une vingtaine de minutes, j'observe une dame d'une cinquantaine d'années, elle fait apparemment partie du groupe, mais positionnée face au stand, elle ne participe pas à l'euphorie du moment. Elle regarde, de loin, reste en retrait. Elle observe les soignantes formées au massage se livrer à une véritable chorégraphie autour de la personne assise : les bras coulent le long du corps, les mains se posent, pétrissent, les doigts glissent, scrutent, exercent de légères pressions sur les zones tendues, les épaules s'abaissent, au final, la personne massée se redresse, souriante.

Il y a peu de monde sur le stand, alors intriguée, je m'approche de cette dame toujours immobile et je lui dis aimablement : « Je crois que c'est votre tour maintenant, vous pouvez profiter d'un petit moment de détente ». Elle se retourne vers moi avec une vivacité inattendue, et me répond :

- *Ah non, sûrement pas. Moi, on ne me touchera pas !*

La virulence de sa réaction me laisse d'abord sans voix, puis très vite, je prends conscience que ce refus est l'expression d'une vive émotion et certainement quelque chose de douloureux. C'est un refus qui ne laisse place à aucun commentaire.

- Personne ne me touchera.

Elle me répète à nouveau cette phrase, comme s'il était nécessaire que je saisisse bien la portée de chaque mot, comme si elle voulait éprouver sur moi la puissance de ce « NON » et s'assurer qu'il a bien l'impact attendu.

Je ne peux la quitter du regard : son visage s'est fermé, elle est tout entière figée dans une posture qui semble inflexible. La dureté de son attitude et la fermeté de son refus me mettent mal à l'aise. Qu'y a-t-il derrière ces mots ? Sans réfléchir et sans prendre garde au caractère extrêmement intime de ma question, je m'entends lui demander :

- Qu'est-ce qui s'est passé ?

Elle plante alors son beau regard bleu marine droit dans mes yeux. Elle me scrute pour savoir qui je suis, et surtout si j'ai posé cette question pour la forme ou si je suis à l'écoute, capable d'entendre et de comprendre. Quelques minutes passent, je la vois hésiter, puis finalement, elle me dit :

- Je vais vous décrire l'enfer d'où je reviens.

Directrice d'un établissement pour personnes âgées dépendantes (EHPAD) dans l'Est de la

France, elle me raconte avoir fait partie des premières personnes qui ont contracté le virus de la COVID-19, au moment où on ne savait presque rien tout en pressentant qu'il se passait quelque chose de grave. Elle s'est vite retrouvée en détresse respiratoire, hospitalisée, intubée[8] et dans un premier temps mise en coma artificiel. Elle était donnée mourante et ne sait toujours pas ni pourquoi ni comment elle s'en est sortie.

Elle a été maintenue deux mois en service de réanimation, deux mois pendant lesquels, intubée, son état de vigilance altéré, elle ne pouvait que subir ce qui lui arrivait. Son corps inerte, à la fois pétrifié et hypersensible, ressentait chaque manipulation, chaque soin, chaque contact effectué de façon méthodique et sans douceur, comme autant d'agressions, provoquant des douleurs physiques et psychologiques.

Très vite plus rien ne lui fut supportable et cela a duré deux affreux longs mois... Il est vrai qu'en cette période extrêmement compliquée et inédite, pour protéger le personnel de soins, la consigne de rester un minimum de temps auprès du patient « covidé », leur avait été donnée. Les soins étaient donc effectués de manière efficace

8   *Intubée : avec un tube dans la trachée ou le larynx pour permettre une respiration artificielle*

sur un temps très limité, ce qui ne laissait aucune place à des soins plus relationnels, ni à la douceur, surtout si le patient était sédaté. Les soignants faisaient au mieux, ils travaillaient dans des conditions particulièrement compliquées, dans l'urgence du moment, un lit libéré par un patient décédé était de suite à nouveau occupé. Et dans cette folie, ce chaos, les professionnels de santé quels qu'ils soient, se demandaient chaque jour si eux-mêmes allaient sortir vivants de cette histoire. Masqués, gantés, transformés en d'improbables spationautes, ils étaient de fait physiquement et émotionnellement dans la distanciation, il n'y avait pas de place pour un geste peut-être un peu moins technique, un peu plus empathique.

- C'est pourtant à ce moment-là que j'aurais aimé être massée, cocoonée.

Ajoute-elle, avant de répéter à nouveau :

- Plus jamais on ne me touchera, plus jamais.

Elle me regarde, il y a de l'accablement dans son regard. Elle soupire, murmure de façon à ce que je sois la seule à entendre :

- Vous savez, je serais capable de faire du mal à la personne qui voudrait me toucher. Je ne m'imagine même pas aller chez le dentiste, par exemple.

Je l'écoute, je suis bouleversée par son récit. J'essaie d'imaginer ce qu'elle a pu vivre, mais je ne peux pas, l'expérience de la douleur est quelque chose qui ne se partage pas.

Je l'écoute et ne me sens pas d'intervenir, les réminiscences de ses souffrances sont encore bien trop présentes. Et puis, tout de même, j'ose lui dire :

- Il faut vous sortir de là, il faut essayer de vous sortir de là.

- Je ne peux pas, me répond-elle accablée.

Et elle me répète qu'elle serait capable de « faire du mal » si on la touchait, et que, de toutes façons, il est hors de question d'être massée en public.

En public, peut-être pas... je lui explique qu'il existe, dans la pratique du massage bien-être, des professionnels aguerris, qui peuvent l'aider à reconquérir les sensations agréables que la maladie lui a volées.

Il y a maintenant un groupe de personnes qui s'agglutine autour du stand, je dois rejoindre ma place, sans doute me sent-elle dans la compassion, elle décide que nous nous quittions sur une petite note d'espoir et me dit que oui, j'ai probablement raison, elle va essayer de se faire masser, mais pas tout de suite, elle a encore besoin d'un peu de temps.

Il m'arrive de repenser à cette femme et à sa souffrance. J'espère qu'elle a franchi le pas, qu'elle s'est faite masser pour apprivoiser ses peurs et s'abandonner au plaisir d'être touchée.

Les mains de Babeth

Franck et Sophie se rendent sur un marché local, ils souhaitent y faire provision de fruits et légumes fraîchement cueillis, mûris sous le soleil de leur magnifique région. Les yeux de Franck se posent sur de belles salades bien pommelées, il en saisit une quand sur sa droite une main le devance et s'empare d'une des jolies laitues. Il est d'autant plus surpris par le geste, qu'il a l'impression de reconnaître cette main, Il tourne prestement la tête pour vérifier et son regard se pose sur Babeth !

Quelle surprise ! Il se sent soudain d'humeur tout à fait joyeuse : tant de beaux souvenirs lui reviennent en mémoire. Au début de ses études d'infirmier, lors d'un stage en situation dans une équipe de soins à domicile, il avait eu la chance d'accompagner Babeth dans sa tournée de soins. Babeth était une aide-soignante atypique, en fin de carrière. Elle avait généreusement partagé avec lui les fruits de son expérience professionnelle optimisée par l'intégration d'une pratique Toucher-massage dans le quotidien des soins. Cette technique, qu'elle maîtrisait à merveille, lui permettait d'avoir un fonctionnement différent de celui de ses collègues : elle associait naturellement des gestes de massage bien-être aux habituels actes de soins pour la plus grande satisfaction des patients. Elle avait acquis ce savoir-faire grâce à la formation qu'elle avait suivie, mais et surtout elle avait fait preuve de compétences innées.

Quand Franck avait vu la façon avec laquelle elle prenait soin des gens, il l'avait de suite comparée à une cuisinière qui comprend intuitivement quelles sont les épices nécessaires pour relever la saveur d'un plat. En toute occasion, quel que soit le contexte, Babeth comprenait le geste qui allait soulager la personne, lui apporter un mieux-être. Ses compétences spécifiques étaient reconnues par l'équipe et elle était devenue une personne-ressource[9]. La cadre de santé faisait appel à son savoir-faire lorsque ses collègues étaient en difficulté, quand il s'agissait d'offrir aux personnes âgées ou en grande souffrance, un supplément de confort pendant les soins, une aide pour retrouver le moral ou l'élan de vie nécessaire.

Au cours de ce stage, Franck avait énormément appris. Il se destinait au métier d'infirmier, mais c'est entre les mains de Babeth qu'il

---

[9] *Une Personne-ressource : soignante dotée de compétences spécifiques et d'une disponibilité reconnue, régulièrement sollicitée pour son aide et son expertise.*

avait découvert toute la beauté et l'humanité du « care » (prendre soin), si largement décrit par celle qui était sa référence en relation d'aide, Madame Rosette Poletti.[10] Cette expérience l'avait galvanisé : oui, il avait choisi le métier qui correspondait à ses valeurs humaines, il était au bon endroit.

Babeth resterait l'une des plus belles rencontres de sa période d'apprentissage.

Aussi ce matin-là, après avoir choisi sa salade, salué Babeth et répondu à ses questions sur son actualité professionnelle, Franck ne peut s'empêcher d'ajouter, qu'il pense souvent à elle et à sa façon si singulière d'être et de travailler, faire sa rencontre alors qu'il était en formation, l'a profondément marqué !

C'est par un grand rire que Babeth accueille l'éloge :

- C'est très gentil, dit-elle. Mais j'espère surtout qu'aujourd'hui, tu utilises ce que tu as appris !
- J'essaie, oui ! Répond timidement Franck en souriant.

____

[10] *Rosette Poletti : née en 1938 en Suisse, infirmière en soins généraux et psychiatrie, a consacré sa vie à la recherche clinique, reconnue comme experte par l'OMS, elle est l'auteur de très nombreux ouvrages sur le développement personnel, le deuil, la fin de vie, la compassion, le prendre soin, etc.*

Et puis chacun reprend son chemin.

Sophie trouve Franck particulièrement gai après ces retrouvailles inattendues. Intriguée, elle lui demande s'il veut bien lui en dire davantage. Il se réjouit parce qu'il en a follement envie, il entreprend de suite de lui raconter une situation dont le souvenir l'amuse encore :

Une vieille dame, appelons-là Mauricette, avait fait une chute et s'était fracturé le coude droit, son bras avait été immobilisé, une équipe de soins à domicile était intervenue tous les jours pour l'aider à sa toilette.

La vieille dame avait ensuite bénéficié de séances de rééducation avec un kinésithérapeute et dès que la situation s'était améliorée, il avait été convenu de la venue d'une soignante une fois par semaine, pour l'aider à prendre une douche. Après quelques semaines, les lésions étaient réparées, la fracture soignée, la mobilisation passive du bras ne posait plus de problème et le kinésithérapeute ne venait plus. Sauf que, dans la réalité il en était tout autrement : Mauricette continuait de maintenir son bras immobilisé et il était tout simplement impossible de lui faire quitter l'écharpe placée autour du bras et nouée à son cou. Elle avait tellement peur de bouger son coude et d'avoir mal que lorsque la soignante venait pour l'aider à prendre sa douche, invariablement la vieille dame entrait en résistance :

- Non, je n'enlèverai pas l'écharpe, non je ne prendrai pas de douche.

Ce qui aurait dû être un moment de bien-être et d'hygiène devenait par la force des choses un temps de conflit. Le temps passait, la situation n'évoluait pas, l'équipe se plaignait et c'est à Babeth que fut confiée la périlleuse mission d'assurer la prochaine douche hebdomadaire. Je l'accompagnais en tant que stagiaire.

Quand elle a vu arriver deux soignants, Mauricette a demandé lequel d'entre nous allait lui faire sa toilette. Babeth, avec son talent de médiation, lui a répondu :

- Mais c'est vous qui allez-vous laver !

Le tour est joué ! Tout en l'accompagnant vers la salle d'eau, les mains de Babeth s'activent autour des épaules et des bras de Mauricette, en un habile mouvement l'écharpe est dénouée. Babeth exerce de petites pressions le long des bras, s'attardent sur les coudes qu'elle réchauffe entre ses mains, puis elle glisse jusqu'au bout des doigts, presse les paumes de Mauricette pour les revitaliser. Ces gestes à la fois doux et déterminés ne rencontrent aucune opposition, pas même lorsqu'ils la débarrassent de ses vêtements. La vieille dame est déconcertée, les mains de Babeth virevoltent autour d'elle, elle n'a pas le temps d'anticiper et se retrouve sous la douche, avec un savon logé dans la main droite. Babeth lui explique :

- Je vais vous laver le dos et je vous laisse vous savonner le devant du corps.

J'ai alors assisté à la plus jolie des toilettes, Babeth n'a pas utilisé de gants, ce sont ses mains savonneuses qui ont effectué une toilette de l'ensemble du dos, épaules et nuque comprises. C'était magnifique à voir, elle était devenue sculpteur, ses mains pleines d'argile modelaient un corps façonné par la vie. Chaque muscle, chaque tendon, chaque centimètre de peau semblait renaître sous la rondeur des gestes. Ce corps âgé, fourbu par les années devenait beau, j'étais fasciné. Le plus surprenant, c'était l'attitude de la vieille dame, qui ne cessait de répéter :

- Humm, ça va, humm, ça fait du bien, humm qu'est-ce que c'est bon !

Tout en se frictionnant allègrement le buste, le ventre, les aisselles, avec satisfaction. Tout au plaisir de cette douche joyeuse et improvisée, elle utilisait son bras droit sans aucun problème, ne se rendant absolument pas compte qu'elle était en train de se servir du membre qu'elle avait jusque-là scrupuleusement maintenu immobilisé.

Tout en échangeant avec moi des clins d'œil complices, Babeth lui parlait du temps qu'il faisait, des fleurs qui poussaient, des oiseaux qui s'égosillaient, que le moment était venu de sortir pour profiter pleinement de ce joli printemps. Mauricette souriait, le temps des peurs était passé.

La douche terminée, Babeth l'a enveloppée d'un grand drap de bain et au travers de ce tissu moelleux, elle l'a essuyée en exerçant des pressions douces sur l'ensemble du corps, en prenant soin de relier les parties les unes aux autres, elle la remettait en contact avec l'agréable sensation de se sentir entière.

Il n'y avait plus de problème de coude, il y avait, Mauricette, son corps et c'est tout ! La vieille dame s'est rhabillée seule très facilement, le blocage était dépassé, une page était bel et bien tournée.

Pour la remercier et terminer ce soin en beauté, Babeth lui a proposé de s'asseoir, elle est passée derrière elle et lui a dit qu'elle allait lui appliquer sa crème de jour. Ses mains sont alors devenues papillons ! C'était beau à voir, chaque partie du visage était lissée, sous ses doigts agiles les rides s'estompaient, le visage s'ouvrait. J'ai eu l'impression que Mauricette rajeunissait subitement de quelques années, elle fermait les yeux, toute au délice de l'instant présent : un moment de grâce, vraiment. Je n'aurais jamais pu imaginer qu'une simple toilette puisse être la démonstration d'une telle créativité... et d'une redoutable efficacité !

Quand nous nous sommes quittés, j'avais l'impression de marcher sur un nuage, j'étais vraiment heureux d'avoir pu assister à cet étonnant moment, je n'étais pas le seul à avoir apprécié : Mauricette n'a pas demandé à remettre son écharpe, elle n'en a plus jamais reparlé. Quelques jours plus tard, elle a téléphoné à la cadre du service, pour dire que ce n'était plus la peine de passer, qu'elle avait retrouvé toute sa mobilité.

Sophie sourit, parce qu'au travers de ce récit, elle est fière de son compagnon, elle est fière de cet homme sensible qui exerce son métier avec générosité, gentillesse et humanité.

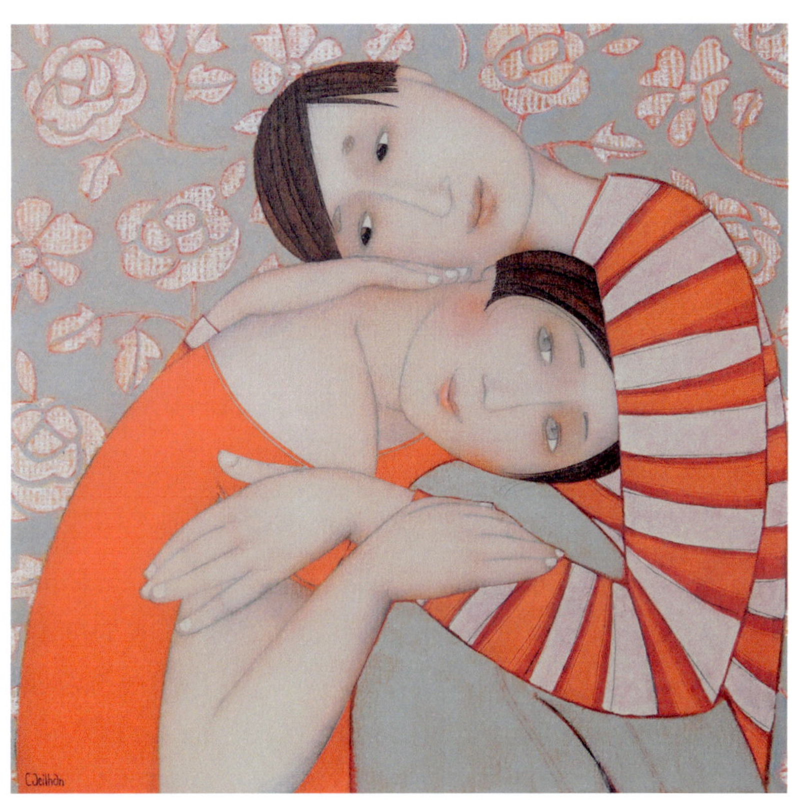

Les dessous léopard

Gabriel a fait un gros malaise, il a été transféré au service d'urgences par les pompiers, ils sont intervenus très rapidement, c'est son épouse qui a appelé les secours. Ils habitent une petite ville, cela facilite les déplacements. Gabriel se sent vraiment très mal, une terrible douleur lui barre le thorax, il a des difficultés pour respirer, il est moite, dégoulinant de sueur. À 65 ans, s'il se sent encore jeune, son cœur semble être bien plus vieux, cela fait un petit moment qu'il donne des signes de faiblesse mais cette fois, ce malaise est alarmant.

Gabriel se dit que si son cœur est déjà si fatigué, c'est peut-être parce qu'il porte depuis bien trop longtemps, un trop lourd secret : il aurait aimé naître femme. Il s'est toujours senti plus fille que garçon depuis son enfance, par ses goûts et ses envies. Dès ses 7 ou 8 ans, il empruntait les vêtements de sa mère ou de ses sœurs, il le faisait en cachette bien sûr, d'ailleurs toute sa vie il s'est caché. Il vit dans une petite ville de pro- vince des Hauts de France. Il n'a jamais pu, jamais osé parler de celui, ou plutôt de celle, qu'il était vraiment. Ses parents, ses proches n'auraient jamais compris, alors il a joué le jeu, toute sa vie il a joué le jeu. Il s'est marié et il a mené la vie qu'on attendait de lui. Une vie classique, enfin pas tout à fait, parce qu'il a épousé Corinne et ce jour-là, il a vraiment fait un bon choix. Après quelques années de vie commune, Corinne a deviné, ils ont beaucoup parlé, l'amour les a aidés. Elle a compris que c'était vraiment important pour lui, alors, à sa façon elle a accepté. Elle a donné son accord pour qu'il se travestisse, à condition qu'il ne le fasse pas en dehors de leur maison, cela ne remettait pas en cause la force du lien qui les unissait, mais il lui était impossible d'affronter le regard et le jugement des autres.

La compréhension dont sa femme a fait preuve a énormément touché Gabriel, et il a accepté ses limites. Ils partagent ce secret. Pour vivre heureux, vivons cachés.

Le jour de son malaise, Gabriel porte, comme il le fait de temps en temps, des sous-vêtements féminins, une jolie culotte noire en fine dentelle et un body léopard qu'il aime beaucoup. Dans l'angoisse du moment, Corinne n'a pas pensé à ce détail quand les pompiers sont arrivés, de toute façon qu'aurait-elle pu faire ? C'est donc ainsi paré que Gabriel arrive aux urgences de l'hôpital. Il est allongé sur un lit de soins, une perfusion à son bras coule lentement, des électrodes sont collées sur sa poitrine, il n'y a pas eu besoin de le raser, c'était déjà fait. Un sentiment d'humiliation le tétanise, immobile sur ce lit, à la vue de tous. Il a tellement honte, il est incapable de s'exprimer, de s'adresser aux personnes qui l'entourent, de les regarder. Il se sent piégé, trahi par son propre corps. Il a bien vu les pompiers, le médecin, les soignants « se payer sa tête », se pincer les lèvres pour ne pas se tordre de rire et marmonner des sous-entendus tellement attendus. Il est au plus mal, il a peur de mourir et finalement c'est presque ce qu'il souhaiterait, là, maintenant. La situation clinique de Gabriel demande une surveillance constante, il va être hospitalisé en soins intensifs de cardiologie où Michelle est aide-soignante. Les commentaires goguenards sur ses orientations vestimentaires n'ont pas manqué de précéder son arrivée dans le service. Le ton et la teneur de ces sarcasmes ont profondément choqué Michelle. Aussi, dès que Gabriel a été annoncé, elle s'est proposée de l'installer et de faire l'inventaire de ses affaires, afin de limiter les quolibets.

Du plus loin qu'elle se souvienne, Michelle a toujours connu ses parents malades. Toute son enfance elle a baigné dans la souffrance et la maladie, alors quand il a fallu choisir un métier, le soin aux autres s'est imposé comme une évidence. « Mimi », c'est comme ça qu'on l'appelle ici, a un cœur gros comme ça, elle aime les gens. Au fond, elle voudrait que tout le monde aille bien, que plus personne ne souffre, alors comme cela n'est pas possible, chaque jour elle essaie de faire au mieux. Enjouée, les yeux facétieux, elle sait très vite établir un lien de confiance avec les patients, elle leur apporte confort et réconfort, essaie de les apaiser et de rendre leur présent un peu moins morose. Avec l'accord de son cadre de santé et de la direction, elle s'est formée à des pratiques complémentaires qu'elle dispense avec générosité.

À son arrivée dans l'unité, la première chose que Gabriel a senti, c'est la main de Michelle posée sur son avant-bras, ça lui a plu. Ensuite, elle lui a dit :

- *Ne vous inquiétez pas, ça va aller.*

Il a fixé ses beaux yeux bleu azur, et il a compris qu'elle ne lui parlait pas seulement de ses problèmes de santé. Elle lui souriait et il y avait quelque chose comme de la tendresse dans ce sourire-là. Dans sa détresse, il a vécu ce tout petit moment de « sororité », comme une belle éclaircie dans son ciel d'orage, il était entre les mains de quelqu'un de bon. Mimi a pris soin de s'occuper de toutes ses affaires, avec beaucoup de respect et sans aucun commentaire. Le lendemain matin, c'est elle qui l'aide à la toilette, son épouse a apporté ses produits habituels. Des produits de marque aux parfums délicats, Michelle prend le temps de tester avec manifestement beaucoup d'intérêt les senteurs et textures de chaque produit et puis, avec un regard complice, elle lui a dit :

- *Vous êtes quelqu'un de raffiné.*

Lorsqu'il est allongé sur le côté, pour la réfection du lit, elle remplace la friction des points d'appui par des gestes de massage plus doux, plus enveloppants. Ces gestes soulagent d'abord l'inconfort ressenti au niveau des lombaires et de la nuque, mais très vite il lui semble que la bienveillance avec laquelle ils sont effectués lui rendent un peu de sa dignité. Il l'en remercie. Au fil des jours, ils apprennent à se connaître, Gabriel a compris que Michelle veille particulièrement à prendre soin de lui. Chaque fois qu'elle le peut, elle lui propose un massage. Il aime sa gestuelle toute en nuance qui souligne les courbes et relie les parties massées. Il sent qu'elle s'adresse à son corps avec beaucoup de respect, la rondeur des gestes utilisés semble même restituer cette part de féminité, si importante pour lui. Il lui en est vraiment très reconnaissant.

La phase aiguë passée, Gabriel est transféré à l'étage, en service de cardiologie. Mimi lui rend visite une fois sa journée terminée, elle continue de le masser. Ces moments privilégiés seront l'occasion de véritables confessions, et pour Gabriel d'avouer qu'il en a « gros sur le cœur ». Il est finalement né trop tôt et passé à côté de sa vie, il a toujours tenu compte des autres, du jugement des autres dont il a eu si peur. S'il avait été plus jeune, aujourd'hui il aurait le courage de se faire opérer et d'être enfin celle qu'il est vraiment. Michelle l'écoute, essaie de l'apaiser. Par solidarité, elle lui parle de ses propres difficultés, dans un autre ordre d'idées, il lui a été difficile aussi de sortir des sentiers battus. Quand elle a voulu exercer son métier d'aide-soignante comme le sentait, en y intégrant la pratique du Toucher-massage pour le bien-être des patients, elle a fait l'objet de la part de ses collègues, de nombres d'incompréhensions et railleries :

- *Cela ne sert à rien, c'est des conneries.*

Longtemps, elle a dû batailler et ne pas se décourager, mais sa détermination, son opiniâtreté ont été récompensées : aujourd'hui elle peut pratiquer auprès des patients et des salariés, il est même question qu'elle soit détachée des soins, qu'un poste spécifique soit aménagé.

Elle parle d'elle, mais elle ne dit pas tout. Elle ne dit pas qu'on lui a volé son enfance, ses jeunes années n'ont pas baigné dans la légèreté et l'insouciance de l'amour, elle n'a pas été l'enfant qu'elle aurait rêvé d'être ou qu'elle avait besoin d'être, elle en porte encore la blessure. Alors jeune adulte, quand elle a choisi ce métier, il n'était pas question d'être à nouveau conditionnée, de subir et de faire comme les autres le décidaient pour elle, au final il n'était pas question de renoncer à son identité. Elle s'est donc battue pour être au plus près des motivations et des valeurs qui ont guidé ses pas et déterminé ses choix.

Une belle complicité est née entre Michelle et Gabriel au fil des confidences échangées. Gabriel parle avec beaucoup de naturel de sa passion pour la lingerie, Mimi lui a confié qu'elle aussi aimait les dessous chics. Il avoue avoir un penchant pour les tenues imprimées léopard, il en a tout un stock. Sur sa demande, Corinne sa bien-aimée, lui a apporté un catalogue qu'il a consulté discrètement avec Mimi, ensemble ils ont choisi quelque chose de joli, pour fêter sa sortie !

Quelques mois ont passés, Michelle n'a pas revu Gabriel et un matin elle apprend qu'il est décédé. Les pompiers ont à nouveau été appelés, mais cette fois, ils n'ont pas pu le sauver.

Une semaine plus tard, Michelle est appelée en service de réanimation, on lui apprend qu'une personne l'attend. À son arrivée, elle reconnaît Corinne qui tient à bout de bras un gros carton. Corinne lui sourit et lui dit :

- Tenez, c'est pour vous. Gabriel m'avait demandé de vous remettre ceci. Il y a un petit mot à l'intérieur.

Très surprise, Michelle prend le paquet et l'ouvre. Son visage s'illumine d'un éclair de joie tandis que ses yeux deviennent humides, elle ne sait pas si elle va choisir de rire ou pleurer, mais le rire l'emporte. Elle regarde Corinne qui amusée soutient son regard. Le carton est rempli d'une quantité impressionnante de très jolis déshabillés et comme annoncé, elle trouve un petit papier sur lequel sont écrits ces quelques mots : « *Ils vous iront mieux qu'à moi. Restez celle que vous êtes. Merci. Gabriel.* »

Michelle est bouleversée, elle aurait aimé pouvoir le remercier, mais surtout elle aurait aimé lui apprendre qu'à ce jour, elle est la première aide-soignante de France qui bénéficie d'un poste à temps complet, dédié à la pratique du Toucher-massage,

Il est des combats qu'il est possible de gagner.

La vie en rose

Le SMUR est une unité mobile d'urgence et de réanimation, basée au sein du centre hospitalier de la région ou du département. Ses infirmier(es) y interviennent à la demande du SAMU pour des patients en état critique. Ils se déplacent sur les lieux d'un accident ou à domicile si quelqu'un a fait un malaise chez lui, ils interviennent aussi au sein d'établissements de soins si les soignants font face à une urgence qu'ils ne peuvent pas réguler.

Nathalie est infirmière au service des urgences et régulièrement en poste au SMUR. Elle a toujours été sensible à la dimension relationnelle du soin, bien qu'une bonne partie de sa vie professionnelle ait été dans des services de soins aigus qui font appel aux aspects plus techniques du métier. Elle aime être proche des patients, attentive, à leur écoute. Son ancienneté lui permet d'être très opérationnelle dans les soins d'urgence, mais le challenge qu'elle aime relever est de diminuer le plus possible l'état de panique ou de stress des personnes accidentées, sur un temps très court et par sa seule présence. Les soins peuvent alors être effectués dans les meilleures conditions.

Outre des capacités relationnelles innées, elle est calme, son regard est doux et un large sourire dont elle ne se départit jamais, anime son visage. De surcroit, elle a effectué un beau panel d'apprentissages, dont l'hypnose conversationnelle et le Toucher-massage qu'elle enseigne à son tour auprès des étudiants et de ses collègues.

En fin de matinée, Mathilde interne au SMUR, Julien médecin urgentiste et Nathalie répondent à un appel d'urgence, ils se rendent en chirurgie générale et urologique. Les soignants ont besoin d'aide pour faire face à un homme de 65 ans en pleine crise de démence, il a arraché sa sonde urinaire et donne des coups à qui veut l'approcher. Poussant le gros chariot d'urgence médicale, Nathalie et les deux médecins qui l'accompagnent arrivent devant la chambre. L'urologue en sort manifestement en rogne et s'éloigne promptement, il semble que sa présence ait attisé le climat de violence qui règne dans cette pièce. Des soignants en sortent aussi, ils ont réussi à sangler notre homme, appelons-le Monsieur Maurice, qui a maintenant des attaches au niveau des mains, des pieds et une ceinture ventrale. On l'entend hurler :

- Détachez-moi, je veux rentrer chez moi. Bon Dieu, je veux partir, détachez-moi...

Il accompagne cette diatribe de quelques noms d'oiseaux à destination du personnel.

C'est dans ce climat délétère que l'équipe du SMUR est accueillie, un petit historique et quelques informations leurs sont donnés. Ce monsieur hospitalisé pour d'importants problèmes urinaires, a une sonde qu'il vient d'arracher, il est opposant aux soins depuis la veille, très agité, il maltraite ce qui l'entoure, ses propos sont jugés incohérents. Il est persuadé qu'on lui veut du mal et demande à rentrer chez lui. Munis de ces quelques informations, on les laisse entrer dans l'arène.

Monsieur Maurice occupe à lui tout seul une chambre à deux lits. Il y a du sang partout, au sol, sur les draps et couvertures, quant au petit mobilier et à ses affaires, tout est renversé. Il continue de hurler : « *Ne m'approchez pas. Laissez-moi partir.* », tout en se contorsionnant dans le lit pour tirer hardiment sur ses attaches. Nos trois protagonistes se regardent : qui va faire quoi ?

C'est Julien, le médecin urgentiste, qui parle le premier et qui demande à Nathalie de poser une perfusion de calmants, car par miracle la voie veineuse n'a pas souffert dans l'accès de colère.

Et puis... sans doute parce qu'il connaît Nathalie depuis des années, qu'il a confiance dans son savoir-faire, comme dans les vertus relationnelles de ses deux acolytes et peut être aussi parce qu'il sent que sa présence masculine n'ajoute rien de bon, il dit :

- *Les filles, je vous laisse faire.*

et quitte les lieux. Mathilde le regarde sortir, elle est déconcertée. Étudiante en médecine, elle finit son internat, c'est une jeune femme qui, tout comme Nathalie, est joyeuse, avenante, souriante et très à l'aise dans l'échange. Aujourd'hui la gestion des situations d'urgences (malaise, accident) la stresse beaucoup moins mais elle ne se sent pas véritablement armée pour faire face à la violence guidée par la démence. Elle regarde Nathalie, celle-ci a profité de ce petit moment de distraction pour s'approcher de Monsieur Maurice, elle lui murmure à l'oreille :

- *Je vois bien que vous êtes contrarié, nous sommes là pour vous aider.*

Elle tient de la main droite la perfusion qui a été préparée et s'apprête à la poser, mais avant cela, elle pose délicatement sa main gauche sur l'avant-bras de Monsieur Maurice. Son bras est maintenu, sous sa main elle sent qu'il ne refuse pas le contact, il laisse sa main le toucher. Nathalie ne s'est pas départie de la tendresse de son sourire, elle lui chuchote :

- Nous avons compris que vous avez besoin d'aide, nous allons vont aider, nous allons faire un maximum pour que vous soyez plus confortable.

Tout en parlant, elle reste concentrée sur sa main gauche car imperceptiblement elle met un peu plus de pression, de présence dans son geste. Monsieur Maurice la regarde elle et son sourire, il continue de lui dire qu'il veut partir. De sa main droite elle met en place la perfusion, tout en continuant de le regarder dans les yeux, elle maintient son attention par des propos rassurants

- Nous allons vous aider, soyez tranquille.

La perfusion est posée, ses deux mains se rejoignent sur l'avant-bras de Monsieur Maurice, qu'elles enveloppent maintenant à pleine paume. Le contact se veut douillet. Comment perçoit-il la présence de Nathalie ? Elle ne le sait pas, mais son bras ne bouge pas, il ne se dérobe pas à ses mains, il la laisse faire. Elle sent sous ses doigts la peau se réchauffer, les muscles se relâcher. Ses mains exercent maintenant des pressions douces le long du bras jusqu'à l'épaule, il ne bouge toujours pas. Mathilde s'est approchée du lit et à son tour, elle tient des propos rassurants : elle comprend ce qui lui arrive, etc... La rage de Monsieur Maurice perd de son assurance devant le côté inattendu de leur façon d'être : leurs présences apaisantes, leurs voix, leurs regards et enfin cette douceur qui se dégage d'elles et qu'il sent monter en lui. Il dit encore qu'il veut partir mais avec moins de colère. Nathalie saisit maintenant sa main entre les siennes, et avec ses pouces commence un massage. Mathilde admirative observe, elle voudrait pouvoir faire quelque chose elle aussi, alors elle a une idée.

- Et si on mettait de la musique ?

Nathalie est d'abord surprise puis elle acquiesce. Mathilde regarde la playlist de son téléphone et se réjouit, elle a ce qu'il faut. Derrière la porte, deux soignantes sont restées en renfort, au cas où les choses tournent mal. L'état de démence où se trouve le patient pourrait décupler sa force, il est nécessaire d'être sur ses gardes. Elles se tiennent donc là, prêtes à intervenir. Pour l'instant elles tendent l'oreille parce qu'elles n'entendent plus rien… Et puis si… Elles entendent.

« Des yeux qui font baisser les miens
Un rire qui se perd sur sa bouche
Voilà, le portrait sans retouche
De l'homme auquel j'appartiens… »

La voix d'Édith Piaf. Elles se regardent et s'interrogent :

- Tu entends comme moi ?

« Quand il me prend dans ses bras
Qu'il me parle tout bas
Je vois la vie en rose. »

Les deux soignantes sont médusées. Le personnel du SMUR de par son savoir-faire et ses performances en situation d'urgence, bénéficie d'une aura de super héros. À ce qu'elles sachent, la musique ne fait pas encore partie des thérapeutiques de pointe utilisées par cette unité d'élite !

« Il me dit des mots d'amour
Des mots de tous les jours
Et ça me fait quelque chose »

Alors, elles ne résistent pas, elles ouvrent discrètement la porte de la chambre et glissent leurs deux têtes dans l'entrebâillement, il leur faut voir ce qui se passe par ici. Surprise ! Elles n'en croient pas leurs yeux : Nathalie et Mathilde sont installées de chaque côté du lit et Nathalie masse la main de Monsieur Maurice qui la regarde tout en restant tranquille, sans bouger dans son lit. Elles sont stupéfaites, elles se regardent bouche bée et ne trouvent rien à ajouter !

« Il est entré dans mon cœur
Une part de bonheur
Dont je connais la cause »

Nathalie masse la seconde main de Monsieur Maurice. La voix d'Édith PIAF est la seule chose qu'on entend maintenant. Qui pourrait deviner qu'il y a seulement quelques minutes, régnait par ici un grand chaos.

« C'est lui pour moi, moi pour lui dans la vie
Il me l'a dit, l'a juré pour la vie
Et dès que je l'aperçois
Alors je sens en moi
Mon cœur qui bat. »

La tête de Monsieur Maurice repose sur l'oreiller, il est calme. Alors Nathalie, dans un geste très maternel, fait comme le feraient toutes les mamans du monde, elle pose sa main sur son front et en exerçant une légère pression, le masse doucement, tranquillement.

Le sentiment d'apaisement qui en résulte transforme littéralement le visage de Monsieur Maurice. Ses yeux hallucinés, ses traits défaits font place maintenant à un visage dont l'expression traduit une candide béatitude ! Ses deux bras sont posés, son corps est détendu.

Plus tard, les soignantes du service diront :

- On a quitté un démon, on a retrouvé un ange.

Mais pour l'heure, il reste la sonde urinaire à reposer. C'est une sonde d'irrigation, ce qui signifie, que son calibre est important, sa pose est donc très inconfortable, potentiellement douloureuse. Le matériel a été préparé. Nathalie garde les intonations et la douceur de sa voix, pour annoncer au patient :

- Maintenant, je vais vous remettre la sonde qui est indispensable pour vous et votre santé.

Monsieur Maurice la regarde, il semble consentir.

- Je vais le faire très doucement, je vais prendre le temps nécessaire pour que ce soit confortable pour vous, tout va bien se passer.

Et tout se passe bien, la sonde est posée. Monsieur Maurice est tranquille dans son lit.

Elles sortent de la chambre, les soignantes qui les entourent n'ont pas d'autres alternatives que de les saluer avec un : *Waouh. Quelle prestation. Chapeau les filles !*

Quand elles quittent l'unité, Nathalie et Mathilde sont fières de leur efficacité et du climat apaisé qu'elles ont su créer, elles ont le cœur léger du coup elles continuent de chantonner ensemble :

« Quand il me prend dans ses bras
Il me parle tout bas
Je vois la vie en rose... »

Le lendemain, l'interne du service confirme qu'une pathologie des structures cérébrales pour Monsieur Maurice, est responsable de son insta-bilité d'humeur, de la crise de démence et de cet état de béatitude une fois apaisé. Mathilde dit à Nathalie combien son intervention l'a éberluée, elle y a pensé toute la soirée :

- C'était digne d'un spot de publicité avec deux photos une pour « avant » avec un type au visage défait qui hurle et une photo pour « après » avec le même homme le visage apaisé d'un bébé qu'on vient de bercer !

Ce à quoi, elle ajoute :

- Tu sais quoi, je voudrais me former, j'ai comme toi, très envie d'aider les gens en ayant cette même qualité de présence à leurs côtés !

Nathalie est ravie, elle anime dans quelques jours un prochain atelier, Mathilde y sera invitée.

« Il me dit des mots d'amour
Des mots de tous les jours
t ça me fait quelque chose
Il est entré dans mon cœur
Une part de bonheur
Dont je connais la cause
C'est toi pour moi, moi pour toi dans la vie
Il me l'a dit, l'a juré pour la vie
Et dès que je t'aperçois
Alors je sens en moi
Mon cœur qui bat. »

Les bras de ma grand-mère

Stéphanie se réveille, elle vient de passer une bonne nuit, cela fait plusieurs semaines que cela ne lui est pas arrivé. Elle est enceinte, c'est son dernier mois de grossesse et elle ne trouve jamais la bonne position lorsqu'elle s'allonge, ses nuits sont agitées. Cette nuit, elle a bien dormi, elle devrait se sentir plutôt en forme, pourtant une impression de malaise la gêne, quelque chose, une sensation qu'elle ne sait pas nommer, altère son humeur. Elle veut se persuader que c'est sans gravité, alors elle se lève et planifie les activités prévues pour la journée. Son compagnon est en déplacement, comme à l'accoutumée, elle lui envoie un message, lui parle de sa bonne nuit et ne dit rien de ce ressenti désagréable, inutile de l'inquiéter.

La matinée s'écoule, la sensation d'inconfort demeure. Le bébé semble lui aussi abasourdi, il ne bouge pas comme il le fait habituellement. Elle est inquiète maintenant. En début d'après-midi, elle téléphone à la maternité où elle doit accoucher et décrit en quelques mots ses symptômes, la secrétaire la met en contact avec une sage-femme, à l'issue de leur échange, celle-ci lui demande de venir en consultation. Cette réactivité rassure quelque peu Stéphanie. Mais au moment de monter dans sa voiture, une douleur lui laboure le ventre : une contraction ! Cette fois, l'anxiété la submerge.

La sage-femme l'accueille chaleureusement, elles se sont déjà rencontrées lors d'une consultation, Stéphanie la trouve douce et agréable, sa présence la rassure, elle se sent en confiance. Installée sur la table d'examen, sa tension prise, la sage-femme lui demande de découvrir son ventre pour vérifier par palpation la position du bébé, puis elle installe le monitoring afin d'écouter le cœur. Habituellement, Stéphanie adore ce moment magique : elle aime entendre le battement régulier du cœur de son bébé au milieu de tous les autres petits bruits parasites. Elle tend l'oreille, pressée d'être rassurée. Mais elle ne perçoit pas les battements attendus, elle ne comprend pas, regarde la sage-femme dont le visage est tendu et la panique l'étreint. La soignante pose sur elle un regard qu'elle voudrait caressant et lui confirme qu'elle n'arrive pas à capter le cœur du bébé, elle va faire une échographie.

À partir de ce moment tout va très vite, trop vite, la vie de Stéphanie bascule. Ce sont les mains de la sage-femme posées sur son ventre rond où l'échographie ne détecte aucun mouvement, qui lui confirment que le cœur du bébé s'est arrêté. Stéphanie voit la professionnelle parler mais elle ne l'entend pas ou comme au travers d'un espace ouaté, le silence occupe désormais son corps et son esprit. Le monde entier se fige. Il fait froid, seuls les quelques mots *« son cœur s'est arrêté »* n'en finissent pas de résonner. L'enfant qu'elle porte depuis huit mois ne vivra pas. Stéphanie est anéantie, elle ne se sent même plus respirer, peut-être bien que son cœur aussi s'est arrêté de battre. La sage-femme fait preuve d'une belle présence, de beaucoup d'humanité, elle lui explique ce qui va se passer, on va l'installer dans une chambre en observation, l'accouchement naturel du bébé semble vouloir se déclencher.

Devant la jeunesse de Stéphanie et le fait que ce soit son premier enfant, la sage-femme ne cache pas son émotion. Elle reste près d'elle, lui tient la main. Stéphanie sent la chaleur de cette main au cœur de l'antarctique qu'est soudain devenue sa vie. Elle entend la sage-femme lui dire :

- Nous avons dans le service une aide-soignante, Yvette, formée en massage. Si vous voulez, elle peut

vous masser, ses mains sont très douces, ses soins sont très appréciés, je vous propose d'essayer.

Curieux hasard, Stéphanie est soignante et comme Yvette, elle a suivi une formation pour intégrer la pratique de massages bien-être dans son activité professionnelle. Elle murmure :

- Oui, je veux bien.

Yvette entre dans la chambre, c'est une femme d'une cinquantaine d'années, fluette, à l'allure dynamique, son sourire chaleureux accompagne ses mots :

- Je m'appelle Yvette, la sage-femme m'a dit que vous acceptiez d'être massée. Je suis disponible autant qu'il le faudra.

Yvette aide Stéphanie à trouver une position la plus confortable possible : allongée sur le côté. Le temps du massage commence. Les gestes d'Yvette sont amples, enveloppants, maternants, ses mains sont douces, chaudes. Stéphanie lui confie qu'elle connaît bien cette pratique, qu'elle est elle-même formée, elle ajoute aussi qu'elle aime être massée. Elles échangent quelques mots sur cette formation qui à chacune, a beaucoup apporté, tant dans le cadre de leur profession que dans leur vie personnelle.

Stéphanie est massée depuis un quart d'heure par Yvette dont elle apprécie les mains et la maîtrise du geste. Elle se concentre maintenant sur sa respiration, prend le temps d'expirer longuement. Yvette alors profite de ce moment, pour lui dire d'une voix douce :

- Tu sais, je te connais un peu, j'habite le village où vivait ta grand-mère, je t'ai souvent aperçue enfant, quand tu venais jouer dans son jardin avec tes cousines. Tu étais une très jolie petite fille, tu n'as pas changé, tu es toujours aussi jolie.

Cet aveu surprend Stéphanie, c'est incroyable : cette femme qui tente de l'apaiser dans ce moment si cruel, a bien connu sa grand-mère, cette merveilleuse, généreuse et tendre femme qu'elle a tant aimée. Un climat de tendre complicité s'invite entre les deux femmes et ouvre la porte aux souvenirs.

Consciente que la réminiscence d'épisodes agréables et chaleureux peut aider Stéphanie dans ce moment si difficile, Yvette continue de parler de cette grand-mère dont elle appréciait la compagnie. Elle raconte les tartes aux mirabelles, les clafoutis, souligne la gentillesse et la générosité de cette charmante voisine. Des images s'imposent à Stéphanie, elle ferme alors les yeux et se souvient. Elle se revoit courir vers sa grand-mère qui l'accueille et l'entoure de ses deux grands bras, elle se revoit l'embrasser en enfouissant son visage dans le moelleux de ses joues replètes, sa grand-mère lui dit *« mon petit cœur, ma jolie »*. Elle est avec elle au jardin, main dans la main pour quelques gourmands grappillages, elle est assise sur les genoux de sa grand-mère qui l'enlace, elle se sent en grande sécurité dans ses bras là. Cet amour-là la protège de tout. Sa grand-mère est là, près d'elle, Stéphanie se sent portée par la douceur de cette présence. Mieux encore, ce sont ses mains qui tout à coup lui caressent le dos, les épaules, les jambes. Ce sont ses bras qui l'entourent, la bercent, la cajolent. Stéphanie croit même sentir son odeur, une note amandée, ce parfum si particulier qui lui chatouille aussi bien les papilles que les narines. Quelque chose de tendre, de doux, l'enveloppe, comme si tout l'amour que lui a témoigné cette vieille dame se répandait dans ses veines, dans son corps tout entier. De grosses larmes coulent sur son visage, elle pleure enfin, la puissance de ce moment la submerge d'émotions.

Yvette veille à son confort, elle la recouvre et reste près d'elle le temps nécessaire. Stéphanie garde les yeux fermés, elle voudrait ne pas quitter les bras de sa grand-mère et la chaleur de cette étreinte. La force de cette présence est inouïe, elle prend conscience que son parfum demeure très présent : ses narines sont pleines de cette odeur si gourmande, qu'elle a tant aimé et qu'elle reconnaît entre mille ! Comment est-ce possible ? Elle ouvre les yeux et comprend : c'est le parfum que porte Yvette ! Stéphanie ne peut s'empêcher d'esquisser un sourire, il y a de la magie dans ce moment. Au cœur de cet épisode sans doute le plus douloureux de sa vie, elle vit un moment un peu fou, d'une rare intensité. Son corps qui s'était glacé à l'annonce du décès de son bébé, se réchauffe maintenant, elle se sent vivante et une image s'impose à elle. Il lui semble que sa grand-mère est venue pour l'accompagner et accueillir son bébé. Son enfant ne part pas seul, elle vient de lui confier.

L'année suivante, je rencontre Stéphanie lors d'une animation de massage assis. Elle est enceinte, je la trouve radieuse. Elle me confirme que sa grossesse se passe bien. Mais à ma façon de la regarder, elle comprend que je suis un peu perdue, n'a-t-elle pas déjà eu un enfant récemment :

Elle me dit :

- J'ai quelque chose d'étonnant à te raconter.

Elle me confie alors cette histoire, ajoute que ce massage si particulier lui a permis de parler à son enfant, de lui dire que d'autres bras l'attendaient, que sa grand-mère serait là pour lui.

Et puis, en me montrant son ventre rebondi, elle me dit qu'elle s'est sentie assez forte pour envisager une seconde grossesse et qu'aujourd'hui, quand elle pense à son premier enfant, le chagrin est atténué par le souvenir de la douceur de cet étrange moment.

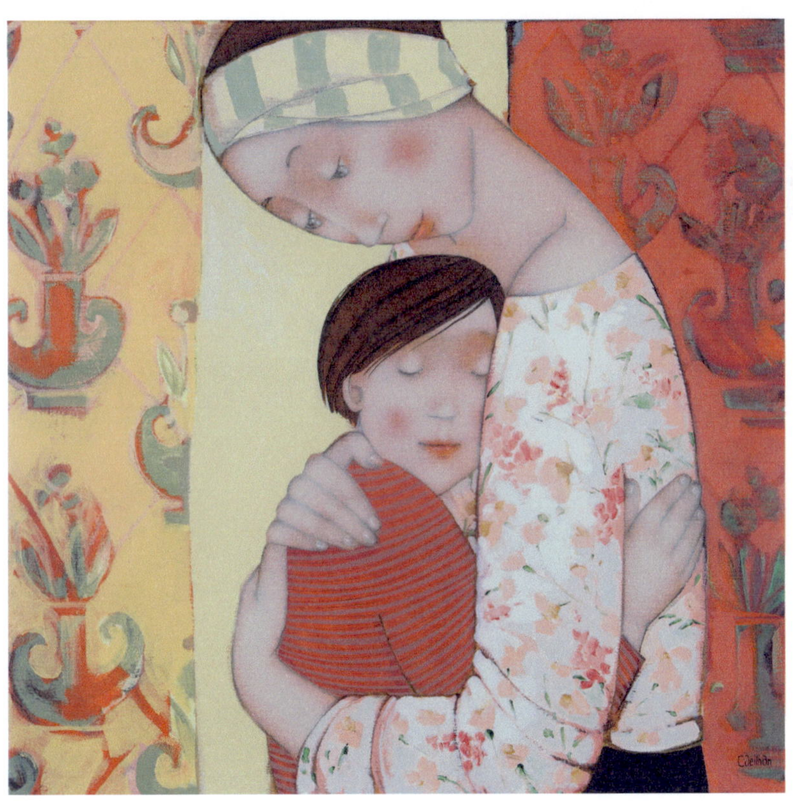

La résidente non-communicante

Mélanie est infirmière, elle vit dans le Val de Loire et travaille en EHPAD. Son métier, elle l'a choisi par passion : prendre soin de l'autre est une mission de vie qu'elle a toujours trouvé très motivante. Travailler auprès des personnes âgées, c'est ce qu'elle préfère, c'est là où elle s'épanouit. Contrairement aux idées reçues, elle trouve même que c'est auprès de ces personnes qu'elle peut exercer les facettes les plus attractives de son métier : faire preuve de créativité pour communiquer, soigner mais aussi éveiller les sens, la curiosité, aller à la rencontre de l'autre et le valoriser dans sa singularité. Il s'agit pour elle de mettre de la vie au cœur du soin. L'accueil d'une personne âgée en institution est à chaque fois différent, il est nécessaire de comprendre qui elle est, son histoire, ses goûts, ses envies et difficultés. Mélanie aime relever ce challenge, son travail au quotidien est borné par son activité de soins, mais elle veille à mettre en place avec chacun une relation authentique. Elle y réussit magnifiquement parce qu'il y a une sorte de tranquillité dans sa présence, une impression de calme qui l'entoure et une douceur radieuse qui invitent à une intimité dans l'échange.

Des formations complémentaires ont jalonné son parcours professionnel, dont la relation d'aide par le Toucher-massage. Le certificat en poche, elle a négocié avec son employeur pour pouvoir mettre en place un temps consacré à cette pratique. Les bénéfices obtenus dès le début de sa formation ont conforté sa demande, la direction de l'établissement lui a accordé un temps dédié : vingt pour cent de son activité est maintenant consacré à la pratique du Toucher-massage. L'EHPAD dans lequel elle exerce fait partie d'un complexe de trois sites, il est prévu qu'elle intervienne une journée par semaine pendant une période de trois mois sur chaque site. Ce n'est pas l'idéal mais Mélanie est fière et heureuse de ce premier résultat, elle a donc accepté. Ainsi, chaque fin de semaine, elle revêt des vêtements particuliers (pantalon noir, tunique fuchsia), pour se rendre à cette journée de travail originale. Le personnel soignant lui indique les personnes qui ont besoin d'une parenthèse bien-être et elle choisit la pratique qui semble la mieux adaptée aux besoins du résident. En général, les soignants lui demandent d'intervenir pour gérer un trouble du comportement, établir un temps de relation privilégié auprès de personnes ayant des troubles cognitifs, induire un temps de calme et d'apaisement auprès de personnes doulou- reuses ou en fin de vie. Il a bien fallu une année pour que les équipes prennent en considération sa mission et son savoir-faire. Mais maintenant que chacun a mesuré l'intérêt de sa pratique et les bénéfices obtenus, elle est très souvent sollicitée.

Aujourd'hui, l'équipe de soins de l'EHPAD lui demande de se rendre auprès d'une dame de 96 ans, victime d'un accident vasculaire céré- bral, elle se recroqueville petit à petit en une petite masse compacte, ce qui rend les soins compliqués. Sa jambe et son bras gauche sont complètement rétractés, sa main est fermée en un poing serré. Toute manipulation est dou- loureuse, au niveau de la main il est impossible d'atteindre ses ongles pour les couper, l'équipe a peur qu'ils finissent par provoquer une plaie dans la chair de sa paume. Quant à son autre bras, il est atteint de mouvements frénétiques, sa main tape sans cesse sur le lit ou sur l'accou- doir quand elle est au fauteuil. Cette dame est présentée à Mélanie comme désorientée, avec des troubles cognitifs qui rendent la relation difficile, toute tentative d'échanges se réduit à des plaintes douloureuses.

Mélanie entre dans la chambre, quand elle se retrouve face à elle, elle est d'emblée très surprise par la profondeur de son regard. Les yeux de Gisèle sont de couleur marron, un marron très soutenu presque noir avec de toutes petites pupilles, qui donne à son regard une intensité tout à fait captivante. Mélanie s'approche de Gisèle, elle se présente et lui explique qu'elle est là pour lui apporter un peu de confort, elle lui propose un massage douceur en soulignant qu'elle ne touchera pas à son bras gauche beaucoup trop douloureux, elle le fera peut-être plus tard si elle lui en donne l'autorisation. Dans l'attente d'une réponse, elle pose délicatement sa main sur l'avant-bras de Gisèle pour lui faire apprécier la douceur et la chaleur de ses doigts. Gisèle l'observe et d'un mouvement de tête accepte. Pour cette première fois, Mélanie choisit de soulager le haut du dos, la nuque et le cuir chevelu. Gisèle est assise au fauteuil, ces zones sont facilement accessibles. Les mains maintenant huilées glissent doucement sur le dos fragile de la vieille dame, Mélanie fait connaissance avec ce corps qui se replie sur lui-même, ce corps qui n'a probablement pas goûté à la magie d'un geste tendre depuis fort longtemps. Gisèle ne bouge pas, elle semble apprécier mais lorsque ses gestes s'aventurent sur son épaule droite, Mélanie la sent se contracter et elle l'entend dire :

- Aïe, j'ai mal !

Mélanie questionne de suite :

- Vous avez mal à votre épaule droite ?
- Forcément que j'ai mal.
- Ah bon, pourquoi vous avez mal ?

Mélanie ignorait que le côté droit posait aussi problème.

- J'ai piqué de la chaussure toute ma vie, donc forcément j'ai mal.

Gisèle a été présentée à Mélanie comme non-communicante, même la psychologue a mentionné que le contact était difficile, qu'elle ne parlait pas. Ce premier échange la sidère, pour quelqu'un de désorienté, ces propos paraissent très cohérents !

Mélanie adapte son geste afin de soulager Gisèle, elle prend soin de ne pas être responsable de douleurs supplémentaires.

La semaine suivante, Mélanie retrouve Gisèle qui l'accueille avec ces mots :

- J'ai cru que comme les autres, vous viendriez une fois et que je ne vous reverrai plus jamais.

Encore une fois, Mélanie est très surprise par le discours de Gisèle, qui ajoute :

- Vous êtes la première personne qui vient et me fait du bien.

Mélanie a l'impression d'être une enfant comblée qui découvre ses cadeaux de Noël, elle se sent fondre de joie. Elle ne perd pas de temps et installe Gisèle, ses mains courent déjà le long de son dos, de la nuque, s'approchant de l'épaule droite, elle interroge :

- Je peux vous masser l'épaule ?

La réponse est immédiate :

- Oui, vous me faites tellement de bien.

Puis, ce qui suit est juste incroyable, sans que Mélanie ne la questionne, la vieille dame se met à lui raconter son histoire : son emploi à l'usine avec la piqûre dans le cuir dur des chaussures qui était un travail difficile et qui lui a provoqué des douleurs au niveau des épaules. Elle raconte aussi la rencontre avec l'homme qui est devenu son mari, le métier qu'il a exercé, elle parle de leurs amis et de tout ce qui a été joli dans sa longue vie.

Mélanie est subjuguée, émue aux larmes. Elle écoute Gisèle et toutes sortes de sentiments l'envahissent : la joie, la stupéfaction et le doute aussi.

En quittant la chambre, elle décide de joindre l'amie de Gisèle, il faut qu'elle en ait le cœur net : est-ce que ce qu'elle dit est vrai ? Ces propos sont tellement inattendus qu'elle a besoin qu'on lui confirme la véracité des dires : Gisèle fait-elle bel et bien référence à ses souvenirs ? Au téléphone, elle entend l'amie lui confirmer que tout est rigoureusement exact, c'est bien l'histoire de sa vie, tout s'emboîte, tout est juste. Au bout du fil, son interlocutrice pleure, elle est sidérée que son amie ait pu ainsi raconter sa vie, il y a si longtemps qu'elle-même ne l'a pas entendue s'exprimer ! Entre deux sanglots, elle se dit véritablement bouleversée par ce récit, elle remercie Mélanie « du fond du cœur », pour ce souffle de vie qu'elle a su faire renaître. Mélanie est profondément troublée par cette conversation : tout est vrai !

Cette vieille dame présentée comme non-communicante, lui a raconté sa vie. Elle prend la mesure du côté « extraordinaire » de la situation. C'est donc le cœur enjoué et mue par une espèce de fébrilité qu'elle se rend à la troisième séance.

- Bonjour Mélanie ! Comment allez-vous, je vous attendais !

Mélanie sent son cœur s'emballer ! Elle n'en croit pas ses oreilles et ne peut retenir une larme qui coule sur sa joue. De son regard pénétrant Gisèle l'observe, sur ses joues quelques gouttes d'eau ruissellent aussi, Mélanie l'entend dire :

- Vous pouvez toucher à mon bras gauche aujourd'hui.

Mélanie n'oubliera jamais ce moment, cette relation de confiance si vite instaurée.

Mélanie et Gisèle viennent de signer un pacte : dorénavant elles travailleront ensemble, main dans la main. Gisèle va guider Mélanie sur ce qui lui fait du bien. Une belle complicité naît qui va grandir au fur et à mesure des séances. Les résultats seront spectaculaires. Le bras et la main droite de Gisèle reposent sur l'accoudoir, il n'y a plus de mouvements parasites, le bras gauche de Gisèle se déplie, sa main s'ouvre. Mélanie lui a coupé les ongles, elle se laisse faire, il n'y aura maintenant plus de risque d'escarre.

Cette complicité nourrit de beaux moments d'échanges, la vieille dame fait preuve de beaucoup d'humour, elles blaguent ensemble et se font rire mutuellement. Ces moments magiques portent Mélanie, mais elle n'oublie pas que le temps est compté. Il est important qu'elle prépare son départ parce que la séparation va être difficile. Quand elle en parle, Gisèle fait signe qu'elle ne comprend pas :

- On s'entend bien, pourquoi vous partez ?

Quand les dernières séances arrivent, Gisèle pleure, elle pleure beaucoup.

Entre temps, Mélanie a organisé la continuité des soins avec la jeune kinésithérapeute en poste sur le site. C'est un exercice compliqué, elle doit faire preuve de zèle et d'humilité pour lui transmettre ce qu'elle fait et ce à quoi elle est arrivée, elle ne veut pas blesser cette professionnelle mais elle ne peut pas abandonner Gisèle, il est nécessaire que quelqu'un prenne le relais. Au premier entretien et comme elle l'avait anticipé, la kinésithérapeute se vexe. Malgré tout, quand Mélanie l'invite à venir regarder comment elle fonctionne, elle vient au rendez-vous et s'intéresse à cette façon de pratiquer. Lors de la dernière séance, Gisèle lui apprend qu'une jeune femme gentille est venue et qu'elle lui a fait une séance comme elle. Mélanie soupire, rassurée. Néanmoins elle est triste de partir, elle aurait tant aimé poursuivre le suivi de cette vieille dame avec laquelle elle partage maintenant un lien d'amitié.

Le relais est passé, les soins seront prolongés, elle a fait au mieux. D'autres résidents avec d'autres histoires de vie, d'autres émotions, des rires et puis des larmes peut être aussi l'attendent ailleurs.

Neuf mois ont passé, Mélanie revient à l'EHPAD où Gisèle réside. Elle est inquiète : comment va-t-elle la retrouver si longtemps après ? L'infirmière qui lui demande de se rendre à nouveau auprès d'elle, lui apprend qu'elle a maintenant d'énormes difficultés avec son bras gauche, de plus, ses talons sont très abîmés et douloureux. Mélanie se tient devant la porte de la chambre, son cœur bat la chamade, Gisèle va-t-elle la reconnaître ? Elle entre, la vieille dame est toute recroquevillée dans son fauteuil, elle s'approche et lui adresse un bonjour chaleureux. Gisèle la regarde, son regard n'a rien perdu de sa majesté, enfin elle dit :

- Je ne vous reconnais pas, mais je sais qui vous êtes.

Mélanie ne comprend pas ce que ces mots signifient, elle est déçue, elle réfléchit. Et puis… mais c'est bien sûr ! Les séances ont eu lieu quand le port du masque était encore obligatoire. Gisèle ne l'a jamais vue sans masque ! Elle a reconnu sa voix, mais elle ne peut pas reconnaître son visage. Mélanie retrouve le sourire, elle pose sa main devant le bas de son visage pour le cacher et c'est magique : les grands yeux, les magnifiques yeux de Gisèle s'éclairent d'un coup et se remplissent de larmes :

- Vos yeux ! Oui c'est vous Mélanie, vos vacances étaient vraiment trop longues, vous m'avez tellement manqué !

En proie à une vive émotion, Mélanie lui explique qu'elle n'était pas en vacances, mais qu'elle travaillait sur d'autres EHPAD, auprès d'autres résidents.

La vieille dame lui répond :

- Si j'avais su, je vous aurais écrit des lettres, moi je n'oublie jamais quelqu'un qui m'a aidée et fait beaucoup de bien.

Le lien est à nouveau tissé, elles se retrouvent avec beaucoup d'émotions, c'est l'occasion pour Mélanie de verser encore quelques larmes, elle n'est pas la seule : Gisèle ne fera que pleurer, sa bonne fée est revenue. Mais la joie des retrouvailles n'occulte pas la tristesse que ressent Mélanie, la situation de son amie s'est empirée, elle est toute rétractée, les plaies de ses deux pieds la font souffrir, elle parle avec beaucoup plus de difficulté, d'ailleurs elle s'exprime peu. Sa main droite tape à nouveau frénétiquement sur l'accoudoir.

Mélanie sait qu'un suivi aurait été nécessaire. Les séances effectuées vont à nouveau la soulager, mais de façon un peu moins significative. Son bras droit, sa main vont tout de même se détendre, elle ne martèle plus l'accoudoir. Malgré cela, Mélanie sent la petite flamme de vie s'éteindre peu à peu.

Lors d'un de ses passages, Gisèle lui a redit :

- *Qu'est-ce que ça été long sans vous !*

À la fin de sa première année d'activité, Mélanie fait un bilan. Chiffres en mains, elle se rend à la direction, elle décline le nombre de séances effectuées, une analyse des bénéfices, elle parle des compétences qu'elle a développées. Afin de plaider en la faveur d'un suivi régulier, elle présente différentes expériences dont celle de

Gisèle. Elle défend l'idée qu'il est nécessaire que tous les soignants qui le souhaitent puissent pratiquer et intégrer des gestes simples de massage douceur dans le quotidien des soins, pour le mieux-être des résidents. Au vu de ses motivations et de l'enthousiasme qu'elle sait si bien partager, il lui a été proposé une augmentation de son temps dédié et dans un second temps, la direction a validé la demande de formation d'une douzaine de soignants. Mélanie est ravie, elle a gagné, elle va pouvoir être une personne-ressource, soutenir les collègues formés, les accompagner lors de situations compliquées, in fine elles mettront en place, sur les différents sites, la dynamique humaine et relationnelle dont elle a si souvent rêvé !

La salle douce

Aujourd'hui, comme tous les lundis, Nathalie se rend à la Maison d'accueil spécialisée (MAS). Infirmière et formée à la relation d'aide par le Toucher-massage, elle a obtenu un détachement de quatre-vingt-dix pour cent de son temps pour se consacrer à la pratique de cet accompagnement auprès des patients. Au cours de la semaine, elle intervient sur plusieurs sites : maison et foyer d'accueil spécialisé, accueil de jour aussi. Son planning est bien chargé, elle ne se plaint pas parce qu'elle a beaucoup de chance, chaque matin quand elle part travailler, elle est tout à sa joie !

Quand elle a commencé d'exercer auprès de personnes polyhandicapées, elle a très vite été frustrée de ne pas savoir comment les toucher, quel geste proposer pour soulager leurs corps maltraités par le handicap. Elle jugeait son toucher trop mécanique et surtout, elle avait envie de se sentir plus proche de ces patients, d'aller au-delà du simple échange de regards, de stimuler la vie qui était en eux, de libérer l'expression de leurs émotions, peut-être même d'aller jusqu'au plaisir de rire. Il lui fallait être cette soignante-là ! Alors elle s'est formée.

Ce matin comme à son habitude, elle passe auprès de chaque résident pour souhaiter à chacun une bonne journée. Nathalie est une femme solaire, une belle blonde, aux yeux pétillants de générosité, un ample sourire qui illumine son visage. Ce rituel du matin, c'est sa façon d'apporter un petit rayon de joie :

- Bonjour, c'est lundi et c'est Nathalie.

Elle s'approche de Patrick, elle l'entend grogner. Mauvais signe.

Patrick a 68 ans, son visage est lisse avec de grands yeux bleus, son regard peut être très doux. Quand il est dans de bonnes dispositions, il présente son front à la personne qui vient pour le saluer, l'invitant à poser son front contre le sien. Patrick est polyhandicapé, hydrocéphale, hémiplégique, cela fait longtemps qu'il n'a plus aucune autonomie, il a toujours été non-verbal, il émet des sons, une sorte de marmonnement en continu comme pour se bercer. Il aime passer de longs moments, seul dans sa chambre à écouter de la musique classique, de préférence. Mais aujourd'hui, Patrick émet des grognements intenses voir des cris, c'est signe que quelque chose ne va pas, qu'il est inconfortable ou douloureux, il peut être alors très agressif. Son péché mignon c'est de mordre. Il est capable de mordre au sang sa propre main, ou, si la soignante qui prend soin de lui néglige de se méfier, d'un mouvement vif de la tête, il plante ses dents dans la chair du bras qui regrette aussitôt d'être passé par là ! Ses morsures sont douloureuses, alors les matins de grognements, les soignants ne se hâtent pas pour venir faire sa toilette ! Nathalie le sait, elle le connaît bien. De retour vers l'équipe de soins, elle leur dit :

- Aujourd'hui, le lever idyllique ce sera pour Patrick !

Lever idyllique, qu'elle va compléter par un bain thérapeutique, Nathalie a le temps de prendre soin des gens, c'est le cœur de sa mission. Les premiers soins intimes effectués, elle réchauffe de ses mains chaque articulation, puis enveloppe l'ensemble du corps d'un tissu moelleux et applique des pressions douces pour induire un état d'apaisement. Ensuite, Patrick placé dans son fauteuil médicalisé, est conduit dans « la salle douce ». Comme son nom l'indique, c'est une salle très agréable, la lumière y est tamisée, une baignoire occupe une bonne partie de l'espace, elle est munie d'un bain à bulles et d'une fonction « chromothérapie » qui allie les vertus de l'eau aux bienfaits des couleurs. Chaque couleur a une action spécifique sur l'organisme pour soulager les maux du quotidien ou favoriser la relaxation.

Nathalie et la soignante qui l'accompagne installent Patrick dans la baignoire pour y pratiquer le soin qu'en équipe, elles ont choisi de nommer : « la toilette idéale » ! Tout d'abord, elle le savonne sans gant puis elle masse l'ensemble de son corps dans l'eau. La baignoire diffuse des couleurs changeantes, la pièce baigne dans une semi-obscurité. Pour parfaire le tout, Nathalie a mis en fond sonore des chants qu'elle utilise quand elle fait du yoga. L'ambiance est sereine, Patrick ne grogne plus, visiblement il se détend. Nathalie entraîne alors sa coéquipière dans un coin de la pièce. Elles se mettent en retrait pour se soustraire à son regard, le laissant ainsi apprécier pleinement cet état d'apaisement qui est le sien maintenant. Elles sont tout à côté, il est bien installé, c'est sans risque. Nathalie le regarde, happée par la joliesse de l'instant, elle sent naître en elle le sentiment agréable de tâche accomplie. Une vague de plaisir particulièrement douce l'anime, elle se sent heureuse et légère, alors sans l'avoir vraiment décidé, elle se met à chanter. Sa voix accompagne les mélopées qui remplissent maintenant tout l'espace. Soudain, dans la pénombre de cette pièce que seule la lumière bleue de la baignoire éclaire, s'élève la voix de Patrick : il chante, il chante lui-aussi. Il se joint au chœur des voix et tient incroyablement bien la note ! Cela fait 30 ans que Nathalie le côtoie et elle ne l'a jamais entendu chanter comme ça, elle est profondément touchée de partager avec cet homme si sévèrement handicapé, ce beau moment de complicité.

Le lundi suivant, quand elle arrive dans l'unité, les soignantes viennent à sa rencontre. Elles veulent la remercier, lui dire combien ce jour-là Patrick a été agréable, sans aucune agressivité, il a même pour une fois très bien mangé, la plus jeune de l'équipe, discrète jusqu'ici, prend à son tour la parole, tant elle est désireuse de donner sa version des faits et s'exclame avec enthousiasme :

- En vrai, il a eu toute la journée, une banane d'enfer !

Nathalie ne retient pas son rire, elle est ravie, cet épisode est à l'image de ce qui la porte et de ce qui fait qu'elle se sent pleinement elle-même : enfin à sa place !

Séduction

Lourdement handicapé par une maladie héréditaire et évolutive qui se caractérise par une dégénérescence progressive des neurones moteurs et le non-fonctionnement des muscles (dont ceux nécessaires à la respiration), Marcel aspire à aimer, à jouir de la vie. Cet homme de 55 ans, est là devant moi sur le podium, 300 autres personnes sont venues comme moi, pour l'écouter. Il parle haut et fort du besoin naturel qu'ont les personnes en situation de handicap, d'avoir une vie sexuelle et amoureuse comme n'importe quel autre être humain : il dénonce ce que la société n'est pas tout à fait prête à entendre.

Les incapacités physiques de Marcel sont nombreuses, il ne respire pas de façon autonome, trachéotomisé il est en permanence relié à un respirateur, son corps est difforme, ses membres rétractés. Il est physiquement entièrement dépendant. Intellectuellement il fait preuve d'une rare intelligence, d'une vélocité et finesse d'esprit remarquables, écrivain et poète, il aime à partager ses affinités littéraires ou artistiques. Après plus de cinquante ans d'une vie de souffrance, de galères et de frustrations, il est facile d'imaginer qu'il aurait pu se réfugier dans la rancœur et subir cette vie ingrate ! Et bien non ! Marcel est un combattant, c'est ce qui le singularise, il se bat parce qu'il croit en une vie meilleure pour les personnes comme lui privées d'autonomie. Ses problèmes d'élocution ne l'empêchent nullement d'être un fervent orateur. Il est de fait, régulièrement invité pour défendre la cause des personnes en situation handicap et leur libre accès à une sexualité. Depuis quelques décennies sa tête repose sur le côté, son visage s'est peu à peu déformé, son élocution est saccadée, quelquefois difficile à déchiffrer et pourtant, c'est cet homme-là qui ici et maintenant nous parle d'amour, de désir charnel et de plaisir sexuel.

Je suis assise à la troisième rangée de l'amphithéâtre face à lui, son discours m'impressionne et me met tout à la fois mal à l'aise. Au vu de sa situation physique, quand il parle de sa sexualité épanouie, je ne peux m'empêcher de penser : *« Mais comment fait-il ? »*. J'essaie de l'imaginer en plein ébat amoureux et je n'y arrive pas, c'est au-delà de ce qu'il m'est possible d'imaginer. Face à mes interrogations et à mon incapacité de me le représenter comme un homme désiré, je me dis que la bonne question est davantage : « Mais comment fait-elle ? ». Comment faire l'amour avec un homme dont le physique ne peut définitivement pas, pour moi, faire l'objet d'appétits érotiques.

Alors que ces digressions m'occupent l'esprit, j'entends Marcel annoncer :

- Je sais ce que vous êtes en train de vous dire, vous vous dites : mais comment fait-il ?

Quelques secondes d'un silence gêné suivent, ce qui m'invite à penser que je ne suis pas la seule à me poser cette question, les congressistes autour de moi semblent embarrassés. Marcel tient son public, il continue sur le même ton et ajoute très finement :

- Enfin non, ce que vous vous dites vraiment, c'est : mais comment fait-elle ?

À cet instant-là, trois cents têtes se baissent afin d'éviter ce regard narquois qui semble nous dire : « *Je vous ai bien eus* » et qui nous plonge indubitablement dans la plus embarrassante des confusions pour avoir été si facilement démasqués.

Je suis honteuse d'avoir eu de telles pensées si vite repérées, mais il n'empêche que ces interrogations demeurent. Faire l'amour à cet homme-là, me parait impossible. Le handicap a déconstruit son corps, il est terriblement laid, comment peut bien naître une envie érotique ? Néanmoins, la position que défend Marcel, son argumentation brillante me bouleversent. Je sors de cette conférence troublée.

L'année suivante, je prépare, pour l'organisme de formation qui m'emploie, un congrès destiné aux professionnels de santé, la thématique choisie : « Ce corps tant haï, ce corps tant aimé. » Il y sera question de notre relation au corps, celui que l'on a et celui que l'on donne à voir. On y parlera aussi de l'effet miroir, l'image que nous renvoie le corps de l'autre, nos limites, nos peurs et nos freins. Aller au cœur de nos failles et fragilités m'intéresse et me semble nécessaire pour les soignants qui côtoient l'intimité des corps. Lorsque je fais le choix des intervenants, je pense immédiatement à Marcel, lui qui va bien au-delà des difficultés imposées par son corps handicapé et qui a tant à dire sur sa relation au toucher. Sa présence est pertinente : je l'invite. Il s'en suit un échange par courriel. Il me confirme qu'il est à priori d'accord pour participer à ce congrès, mais il souhaite me connaître mieux et il m'offre de venir le rejoindre un week-end chez lui en Alsace. Cette invitation me tracasse un peu, d'autant que Marcel m'a précisé qu'il accepte si je le veux bien, d'être par mes mains massé ! J'ai une bonne expérience en massage bien-être, mais je n'ai jamais côtoyé le monde du handicap, saurais-je m'adapter à ses besoins et possibilités : Marcel comprend mes hésitations, me rassure, je le sens bienveillant. Alors, j'accepte. La date est posée.

J'arrive chez Marcel, en début d'après-midi, nous faisons connaissance et tout se passe bien. Il a écrit plusieurs ouvrages, nous échangeons autour des nombreuses péripéties qui n'ont pas manqué de meubler sa vie privée autant que professionnelle. À l'écouter se raconter, je comprends aisément sa colère, ses prises de paroles et sa position face à l'État français qui ne s'est pas toujours suffisamment préoccupé de veiller au respect des droits des personnes en situation de handicap. Le premier mariage de Marcel, par exemple, a eu lieu sur le trottoir devant la mairie, parce qu'à cette époque aucun établissement public n'avait l'obligation d'être équipé d'un accès pour les personnes se déplaçant en fauteuil médicalisé.

Plus tard dans la journée, nous abordons son combat pour le droit à la sexualité, je suis fortement impressionnée quand il me raconte un épisode humiliant vécu à ses 23 ans. Il était alors hospitalisé en réanimation, deux soignantes qui effectuaient ses soins, échangeaient entre elles sur les ressentis de leur dernière nuit et les performances de leurs amants respectifs. Les soins terminés, fort d'avoir été le témoin de ce partage d'intimité et parce que Marcel était secrètement amoureux de l'une d'entre elle - la plus belle -, il eut le courage de lui dire qu'il l'aimait et qu'il voudrait faire l'amour avec elle : le fou rire de l'infirmière l'a à tout jamais mortifié. À 23 ans, il était déjà lourdement handicapé. Qu'il puisse envisager une sexualité et qu'il ose lui en parler c'était, semble-t-il, l'événement le plus comique de la journée. Il me dit entendre encore ce rire, 30 ans plus tard. En l'écoutant, je prends conscience de l'ampleur des humiliations qu'il a dû traverser et qui lui donnent encore aujourd'hui la force nécessaire pour mener à bien son combat contre la bêtise et l'hostilité qui entravent la vie des gens comme lui. Son discours est passionné.

En fin de journée, le décor est posé, je le connais mieux et je dois maintenant faire ce à quoi je me suis engagée : le masser. Il est nu dans son lit médicalisé, un simple drap le recouvre. Nous l'avons installé dans son bureau, c'est une petite pièce chaude, la lumière y est tamisée. Je suis maintenant seule avec lui et dans mes « petits souliers ». Je crains d'être maladroite, je n'ai aucune idée de comment je vais m'y prendre, je n'ai pas mes repères habituels. Je lui répète donc qu'il n'hésite pas à intervenir si besoin. Je retire le drap, enduis mes mains d'huile tiède et l'étale sur les différentes parties de ce corps que je vais masser. Je découvre sa nudité, ses membres chétifs rétractés, ses deux jambes repliées se chevauchent, il n'y a plus de muscles sous la peau de son abdomen dont la finesse me donne l'impression de percevoir par transparence les viscères. Je me croyais prête, mais c'est bien plus compliqué que je ne le pensais. Il est installé sur le côté, je commence par lui masser le dos et très vite je suis en difficulté, ma position n'est pas adaptée. Je suis placée debout à côté du lit médicalisé, la situation est inconfortable et limite la fluidité de mes mouvements. Suffisamment préoccupée par la qualité de ma prestation, je décide d'aller au plus simple, je grimpe dans le lit de façon, à ce que sans bouger, je puisse avoir accès aux différentes parties du corps de Marcel. Je tiens à ce que ma gestuelle soit ample, fluide, j'aime utiliser mes avant-bras pour créer un cocon de douceur dans lequel la globalité du corps de la personne massée est littéralement enveloppée.

Je fais intimement connaissance avec ce corps difforme. Je regarde mes mains glisser sur cette peau diaphane, lisser les infimes masses musculaires, réchauffer les articulations dont le moindre mouvement est impossible. La peau s'assouplit, ma gestuelle gagne en assurance.

Pour avoir accès et masser plus aisément les deux jambes repliées sur elles-mêmes, je glisse une de mes jambes sous l'une d'entre elles. Cette installation innovante m'offre à voir le sexe de Marcel. Je suis surprise, il a vraiment un très beau sexe d'homme et je ne peux m'empêcher de penser que c'est la seule partie de ce corps qui soit épargnée par le handicap. Je me retrouve dans une proximité physique que je n'ai pas anticipée et pourtant extraordinairement, je ne suis pas mal à l'aise. Je suis très attentive car je veux que chaque geste lui soit agréable. Le temps s'écoule, je suis toute à la douceur de ce moment et ce n'est plus un corps malmené que je masse, mais un corps dont j'aime maintenant sculpter les contours, les courbes, un corps qui finalement m'inspire. Et je prends pleinement conscience qu'au-delà de la peau, de la chair que je touche, c'est à tout son être que je m'adresse. Ce corps n'est que l'enveloppe corporelle d'un homme magnifique d'humanité et de générosité, un homme qui a su dépasser ses propres meurtrissures afin de défendre l'accès pour tous au plaisir et à l'ivresse de la caresse. Je regarde Marcel, il m'observe, j'ai l'impression qu'encore une fois il comprend le flux de mes pensées, il comprend que je suis en train de réviser ma façon d'appréhender la charge érotique, la sensualité qui se dégagent de son être et que j'en suis profondément émue. À la fin du massage, je m'installe assise sur une chaise face à lui, je regarde son visage, je le trouve beau. Ses yeux me transpercent, Marcel fait preuve d'un incroyable pouvoir de séduction, j'ai l'impression que tout s'écroule en moi. Je suis impressionnée par ce raz-de-marée sensuel et émotionnel, à cet instant précis, il ne m'apparaît plus étrange d'être amoureuse de cet homme. Je repense alors à notre première rencontre, lorsque baissant la tête pour ne pas avoir à croiser son regard, il me paraissait inenvisageable d'avoir envie de faire l'amour avec lui : mes mains m'ont ouvert les yeux.

Cette rencontre a été riche d'enseignements. Le toucher est le plus curieux et le plus noble de nos sens, celui qui nous permet d'aller bien au-delà des apparences, de dépasser nos peurs pour aller à la rencontre de l'autre dans l'entièreté de son être, jusqu'à ses dimensions les plus sensibles. Ma main traduit qui je suis et quelle relation j'ai avec l'autre, elle s'ouvre toute entière vers cet être incorporel qu'elle tente de toucher.

Le massage permet d'accéder à une autre forme de connaissance.

Je viens d'en faire l'incroyable expérience.

Le voyage de Milo

Marlène vit en Suisse, dans une région au nom amusant : Val de Travers. Elle est infirmière en pédiatrie et travaille quelques nuits par mois. À quarante ans, c'est une femme à la fois calme, tranquille, soucieuse de l'autre et d'une nature rieuse, que ses yeux clairs et malicieux trahissent. La mélodie de son accent helvétique qui traîne et chante à la fois accompagne joliment le tout, ce qui fait d'elle une soignante et une collègue disponible, agréable et appréciée. Elle aime son métier auprès des enfants qui, dès leurs premiers pas dans la vie, sont déjà confrontés à des difficultés de santé.

En Suisse, le massage, comme bien d'autres pratiques non-médicamenteuses, est utilisé dans les soins depuis fort longtemps. Nombre de soignants sont formés et il est acquis qu'ils peuvent pratiquer. Dès qu'elle en perçoit le besoin, Marlène offre avec ses mains ce supplément de soin qui induit un état de relaxation, de calme et d'apaisement. Ce soin de support est spécialement important en pédiatrie car il permet d'atténuer ce qui peut paniquer un enfant : la peur ou la douleur, la solitude ou le sentiment d'abandon en lien avec son hospitalisation. Marlène est une personne-ressource dans l'équipe. Ce soir-là, quand elle prend son poste de nuit, elle est surprise d'apprendre qu'il lui est confié la surveillance d'un seul enfant : Milo. Un seul ... a-t-elle bien entendu ? Mais pourquoi ça ? On lui présente Milo comme un pré-adolescent de 12 ans né en Bosnie. C'est un enfant de la guerre, on ne connaît pas exactement sa trajectoire, on sait qu'il a été retrouvé par une équipe de la Croix Rouge alors qu'il s'enfuyait d'un camp de réfugiés où il avait été agressé et sexuellement abusé. Il a été pris en charge et transféré sur le territoire Suisse, il est hébergé en foyer d'accueil et scolarisé. Il a très vite appris à parler français, mais son comportement rend la vie de groupe compliquée. Ce garçon peut tout casser sur son passage lorsqu'il est submergé par les émotions et l'angoisse qui l'entraînent vers le large en des eaux obscures et profondes. Sa rage le maintient en vie, c'est sa lutte pour ne pas se noyer. Il dort très peu, s'épuise en des crises que les éducateurs ont des difficultés à canaliser. Lors du dernier épisode violent, il a été décidé de l'hospitaliser pour faire le point sur son suivi psychologique et l'aide qu'il serait nécessaire de lui apporter.

Marlène apprend que la nuit précédente, ses deux collègues ont dû se relayer auprès de lui. Il criait ou les appelait sans cesse, quitte à réveiller tous les enfants présents dans l'unité. Malgré le traitement médicamenteux, il ne lui a pas été possible de trouver le sommeil et d'accorder quelque répit à l'équipe de soins. Cette nuit, il est décidé qu'une soignante resterait constamment à ses côtés pour le rassurer et maintenir le calme au sein du service.

Marlène est maintenant face à Milo, il est allongé. C'est un beau garçon brun, grand, il est très mince, son visage émacié abrite de grands yeux d'un noir si profond qu'on ne distingue pas les prunelles. Il la regarde et baisse les yeux. Marlène est happée par le sentiment d'extrême solitude qui semble l'envelopper tout entier. Elle prend une chaise et s'assied près du lit. Chaque mouvement témoigne du calme de sa présence.

- Je m'appelle Marlène, cette nuit je suis là avec toi, tu ne seras pas seul.

Milo relève les yeux et dévisage cette soignante qui lui sourit. Il ne sait que dire, puis il se nomme et ajoute qu'il vient de Bosnie.

Marlène laisse du temps au temps, le calme apaise, le silence repose : elle se laisse observer, et quand elle sent qu'il accepte sa présence, elle lui dit simplement :

- Raconte-moi ce que tu fais là.

Alors Milo raconte. Il raconte tout : la guerre, son village, sa maison détruite et ses parents tués, des voisins qui l'ont pris et emmené avec eux. Il les a suivis et ce fut des jours et des mois de galère à ne savoir que faire, ni où aller. La faim, la peur et puis les camps de réfugiés qui sont des lieux de danger où il y a des gens qui font du mal, beaucoup de mal. Il n'a pas de mots pour dire l'indicible, il n'en dira pas plus, il est abattu. Marlène sait qu'il est important qu'il se sente entendu, qu'elle soit témoin de ce qu'il a vécu et de la terreur qui le ronge encore. Elle ne trouve pas les mots non plus, cette détresse n'est pas à taille d'enfant, elle n'est même pas à taille d'adulte, ce que cet enfant porte, ce qu'il a vécu effrite sa propre croyance en la bonté innée des hommes. Alors, elle tend la main vers lui et lui demande si elle peut lui tenir la main. Mi-inquiet, mi-surpris, il dit oui. Milo a beaucoup parlé, il se tait maintenant. Sa main est lovée dans celle de Marlène, doucement elle lui dit :

- Est-ce que tu es d'accord pour que je te masse la main ?

Milo la regarde, il ne sait pas ce « qu'être massé » signifie exactement, mais cette soignante est particulièrement gentille, sa présence le rassure, alors il hoche la tête pour signifier son accord. Marlène a toujours un tube de crème dans sa poche, elle en applique un peu et commence le massage. La main est la partie du corps la plus accessible, Milo a été abusé, il est hors de question de lui proposer un massage sur une autre partie du corps, cela pourrait faire ressurgir des souvenirs insupportables, il pourrait même se sentir agressé. La main c'est bien, elle prolonge les manœuvres sur l'avant-bras. Tout en le massant, elle l'informe qu'elle est là pour veiller sur lui, qu'il peut se détendre, se laisser aller et puis s'il s'endort, ils se reverront demain, elle sera là aussi. Elle masse chaque détail de la main, mobilise les doigts, les étire aussi, chaque muscle, chaque petit os, il y en a tant, fait l'objet de ses soins, puis elle lisse, elle relie et enveloppe le tout entre ses mains. Après une heure passée à ses côtés, elle regarde, amusée, le visage détendu de Milo qui repose sur l'oreiller : il dort tranquillement.

Marlène finit sa nuit à 7H30 le matin, Milo dort encore.

Quand arrive le soir, elle a hâte de savoir comment la journée s'est passée. Ses collègues sont tout heureuses de lui annoncer qu'il a été beaucoup plus calme parce que bien entendu il était beaucoup moins fatigué. Il était surtout très content d'avoir passé une bonne nuit. L'expérience est à renouveler ! Cette nuit, Marlène demande à ce qu'elle puisse s'occuper aussi d'autres enfants, parce qu'elle sait que la confiance étant gagnée, Milo s'endormira vite.

À nouveau, elle s'assied près de lui et lui sourit. Milo plonge ses grands yeux noirs dans la douceur du regard de Marlène, il se mordille les lèvres. Elle voit qu'il a quelque chose à dire, alors sereinement elle lui demande :

- Tu veux bien que je te masse les mains ?

Dès que les mains chaudes, douces et pleines de tendresse se posent sur lui, avec une voix tremblante d'émotion, il dit tout bas :

- C'est la première fois que quelqu'un me touche pour me faire du bien.

Ces mots bouleversent Marlène, elle mesure l'ampleur de la détresse que sous-tend le propos de cet enfant de 12 ans. Cette phrase ne la quittera pas, elle restera à jamais gravée dans sa mémoire. Ce soir-là, il s'est endormi au bout d'un quart d'heure seulement.

Milo est un adulte aujourd'hui, sans doute se souvient-il de ce moment. Quant à Marlène, à chaque nouveau conflit armé, elle repense à lui et à tous les enfants qu'il faudrait tenter de réparer.

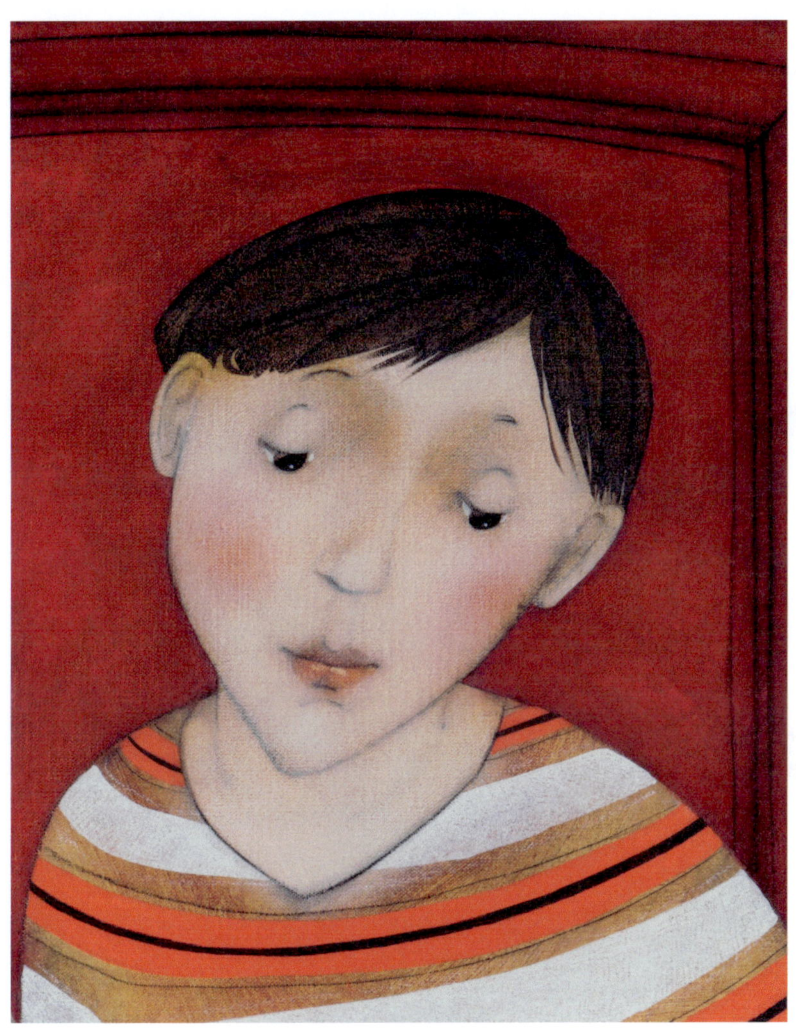

La poupée

Flora est une jolie jeune femme d'une quarantaine d'années. Ses petits yeux vifs éclairent un beau visage rond, une longue tresse de cheveux très noirs coule jusqu'à ses reins. Sa carnation couleur caramel témoigne de ses origines malgaches. Depuis toujours, derrière son sourire, se cache une tristesse que personne ne semble voir mais qui l'empêche de se sentir pleinement vivante. C'est comme s'il y avait en elle quelque chose de mort, une part d'elle à laquelle elle a renoncé.

Flora a tout oublié de son enfance à Madagascar, il ne lui en reste rien.

Après son arrivée en France, elle s'est éloignée de toute sa famille, elle a voulu construire sa vie, une autre vie. Et puis un jour, cet équilibre précaire s'est effondré : tout a basculé. Elle ne comprend pas pourquoi elle s'est finalement rendue à l'enterrement de ce vieil oncle. Elle s'est retrouvée au milieu de cette famille qu'elle avait pourtant écartée de sa vie. Ses oncles et tantes semblaient très émus de la revoir et avec force détails, ils se sont épanchés sur le purgatoire qu'avait été son enfance et sur leurs regrets de n'avoir pas su l'en soustraire. Flora est repartie pantelante. Elle sentait la terre se dérober sous ses pieds, son corps et son âme broyés par la souffrance, il lui était difficile de respirer. Des images se sont alors imposées à elle : le visage de sa mère, la cave de la maison où elle est enfermée dans l'obscurité, son frère qui lui passe de la nourriture par la lucarne et puis les hommes qui viennent à la maison, à qui elle ne doit pas dire non. Elle se souvient que lorsqu'ils lui donnaient l'argent, elle était contente de faire plaisir à sa maman. Elle peut maintenant mettre un mot sur cette enfance : prostitution.

Cette journée aura un impact dramatique sur sa vie, Flora perd pied et plonge dans une profonde dépression avec des pulsions suicidaires. Elle va être hospitalisée en psychiatrie. Au cours de la seconde semaine d'hospitalisation, le médecin lui propose de participer à des séances de médiation corporelle. Elle n'en a d'abord aucune envie mais à l'annonce d'une prestation massage, elle accepte : des douleurs au niveau du dos et d'une épaule la gênent, cela lui fera sans doute du bien. À la première séance, une jeune femme blonde pétillante l'accueille. Elle se présente : Élodie, infirmière et référente en Toucher-massage.

Elle lui explique de façon détaillée le cadre de l'activité et les différentes propositions qui lui sont offertes. Elle insiste sur le fait que c'est « un moment pour elle », il n'y a pas de protocoles stricts, chaque séance est construite en fonction des attentes du patient mais aussi des besoins ou priorités qu'Élodie discerne. Flora l'écoute mais elle n'est pas attentive à ses propos, elle a juste envie d'un massage pour soulager son dos.

Invitée à se dévêtir et à s'allonger sur la table de massage, elle prend place. Élodie étale de l'huile tiédie sur ses mains, puis elle en enduit le dos, la nuque, les bras de Flora jusqu'au bout de ses doigts. Elle se pose ensuite au niveau de ses épaules, prend une grande respiration puis lentement laisse glisser ses mains en de grandes manœuvres enveloppantes sur l'ensemble du dos, ensuite, elle s'attarde plus précisément sur une zone, puis sur une autre. Flora a l'impression que l'infirmière lui raconte son dos, d'abord l'ensemble puis les différentes parties qui le constituent : les lombaires, la nuque et les trapèzes. Elle se concentre sur chaque geste, elle voudrait ressentir la douceur des mains qui semblent danser, mais rien, elle n'arrive pas à trouver ce moment agréable, ou plutôt elle ne ressent rien, elle est comme coupée de la faculté de ressentir, incapable d'éprouver des sensations.

Élodie veille à mettre de la lenteur dans ses gestes pour aider Flora à être dans l'ici et maintenant, mais elle voit bien que la jeune femme n'arrive pas à se détendre, elle la sent absente à son corps, insensible au toucher. Elle connaît en partie l'histoire de son enfance martyre, elle sait qu'il va lui falloir se réapproprier son corps, apprendre l'apaisement et le plaisir d'être touchée. Il va falloir du temps, beaucoup de temps. Si elle choisit de continuer de se faire masser, un nombre important de séances sera sans doute nécessaire avant qu'elle puisse apprécier ce moment. Ce serait bien d'en arriver là. La première séance est terminée, Flora est d'accord pour prendre un autre rendez-vous. La deuxième et troisième séance se passent sensiblement de la même façon. Elle arrive figée dans une attitude enfantine, s'excusant de ne pas aller bien et de ne pas être à la hauteur de ce qu'on attend d'elle. La gestuelle d'Élodie est agréable, contenante. Flora la sent bienveillante, mais elle reste étrangère aux bénéfices de cette douceur.

C'est au quatrième rendez-vous que les choses évoluent.

Quand elle arrive, Élodie lui demande de ses nouvelles, elle lui répond comme d'habitude :

- *Je ne sais pas.*

Flora semble flotter dans un univers trouble, comme si sa propre peau ne la contenait pas vraiment, comme si une sorte de perméabilité ne la protégeait pas de ce qui l'entoure, elle est perdue. Élodie décide alors de s'y prendre autrement. Elle renonce au massage du dos et propose une séance de « cocooning ». Elle lui demande de rester habillée et de s'allonger sur le côté, avec les jambes et les bras repliés pour se blottir sur elle-même comme le ferait un petit enfant. C'est dans cette position et recouverte d'un drap que la séance va se dérouler. En fond sonore, une musique douce invite à la relaxation, Élodie alterne entre des gestes de bercement et au travers du tissu, des manœuvres de massage le long de la colonne jusqu'au haut de la boite crânienne. Cette fois, Flora est présente à ce qui se passe pour elle et effectivement elle lâche prise : elle pleure à gros sanglots. En fin de séance, elle semble apaisée, elle soupire : quelque chose qu'elle ne sait pas encore nommer, vient de se libérer. La prochaine séance est programmée la semaine suivante.

Flora appréhende ce rendez-vous, elle sait qu'elle va devoir parler, qu'elle va devoir mettre des mots sur ce qui s'est passé en elle. Élodie la rassure : il n'y a aucune obligation à cela, si elle préfère, elle peut se contenter de recevoir un massage. Mais Flora a besoin de parler. Elle a besoin de dire que depuis la dernière séance, chaque nuit dans ses rêves apparaît une petite fille qui reste là et la regarde. Cette enfant elle sait que c'est elle, mais elle ne comprend pas ce qu'elle lui veut et pourquoi elle vient la voir, là maintenant. Élodie fait le lien avec la séance cocooning effectuée lors du dernier rendez-vous, c'est une pratique particulière qui peut faire appel à la mémoire corporelle et réveiller l'enfant qui est en chacun de nous. Flora semble comprendre, alors elle se livre davantage, parle de son enfance traumatisante et puis de ses difficultés aujourd'hui. Elle décrit les journées sombres où elle éprouve l'envie d'en finir avec la vie, et puis les jours plus clairs où elle aspire au besoin de ne plus jamais subir et de s'écouter enfin. Cette séance sera consacrée à un entretien d'écoute, de soutien et de réassurance.

Au sortir de cet échange, Élodie est ébranlée, elle trouve extraordinaire que cette petite fille oubliée, abandonnée dans son abîme de tragédie, de tristesse et d'émotions, soit venue chercher ce dont elle a besoin : qu'on prenne soin d'elle et de son souvenir. Flora ne pourra aller mieux que lorsqu'elle aura repris contact avec l'enfant qu'elle a été et d'une certaine façon qu'elle se sera pardonnée de l'avoir si longtemps tenue éloignée. Il semble qu'aujourd'hui, elle l'ait compris et qu'elle avance dans ce sens.

Lors des séances suivantes, Flora demande de recevoir différents massages bien-être : le visage, la nuque, les jambes.

Élodie participe au suivi de cette patiente avec différents autres professionnels. Chacun s'exprime sur la façon dont elle progresse. Tous sont d'accord sur un point, elle va mieux, elle sort peu à peu de la torpeur où la réminiscence de ses souvenirs d'enfance l'avait plongée. Elle est plus active, participe à différents ateliers dont les séances d'hypnose qui l'aident à cheminer. Elle se rend aussi à l'atelier création tricot !

Et puis l'heure du dernier rendez-vous arrive. Flora termine son séjour en psychiatrie, elle se présente le sourire aux lèvres. Elle a vraiment gagné en légèreté. Comme à l'accoutumée, Élodie lui demande comment elle se sent, Flora lui répond qu'elle se sent mieux et ajoute que la petite fille n'apparaît plus dans ses rêves, elle semble alors hésiter, puis elle confie :

- Parce que je crois qu'elle est là.

En posant délicatement sa main sur son cœur. Et puis elle sort un petit paquet, qu'elle tend à Élodie. C'est une poupée qu'elle a tricotée, elle ajoute :

- Voilà c'est pour toi. Je te la confie, prend bien soin d'elle comme tu as su prendre soin de moi.

Élodie est émue, parce qu'au-delà du cadeau, le chemin parcouru par Flora la touche profondément. Bien sûr, il reste encore des étapes à franchir pour qu'elle se reconstruise, qu'elle gagne confiance en elle, en cette jeune femme battante qu'elle est, pour qu'elle accepte sa valeur et se respecte aussi.

Lors de cette ultime séance, Flora demande à recevoir un massage bien-être du dos. Et cette fois le ressenti sera très différent, elle accueille pleinement la douceur des mains d'Élodie, les émotions sont au rendez-vous. C'est une sacrée victoire, elles en sont toutes les deux chamboulées.

Flora participera en externe, aux séances d'hyp-
nothérapie groupale animées par Élodie, elle
pourra ainsi continuer de prendre soin d'elle et
de la petite fille qu'elle a été. Cette petite fille
qui est venue la chercher et qui fait aujourd'hui
pleinement partie de sa vie.

La fleur de Marie

Cvijet est croate.

Son histoire pourrait être un conte où l'onirique se mêle au quotidien, sur fond d'un mal incroyablement absurde. D'une certaine façon, elle ressemble au personnage romanesque de Chloé dans « L'écume des jours » de Boris Vian.

C'est une toute petite bonne femme, pas plus haute que trois pommes qui semble partout vouloir se faufiler. Telle une petite souris, elle traverse la vie en toute discrétion, veillant à ne jamais déranger et surtout, à ne pas attirer la curiosité. Toujours bien mise, ses tenues sont à la fois simples et raffinées. L'éternel petit chapeau dont elle se couvre la tête, et sur lequel elle ne manque pas de fixer quelques jolies fleurs, en est le plus adorable détail. Cette coquetterie est l'expression de ce qu'elle est : polie et agréable en tout. Mais au-delà de la silhouette gracile et du charmant petit galurin se cache une grandeur d'âme. Elle a une sensibilité et une façon d'appréhender le monde avec une infinie bonté, en témoigne l'étincelle de feu qui illumine son regard bleu nuit quand elle vous sourit, c'est là sa vraie beauté.

Arrivée en France à l'âge de 18 ans, elle a toujours travaillé dans les métiers de l'aide à la personne, sa vie entière a été au service des autres. Mariée, maman d'un garçon, elle a attendu patiemment l'heure de la retraite pour pouvoir enfin se poser et profiter un peu plus « égoïstement » de la vie : peut-être retourner chez elle, retrouver sa famille restée au pays. Mais comme souvent dans les contes, il en sera tout autrement.

C'est sa peau qui l'a lâchée. Sa peau est devenue sèche, très sèche et puis désagréable au toucher. Consultations, biopsie, le diagnostic est tombé, il lui a fallu un peu de temps pour assimiler, parce qu'il s'agit d'une maladie rare, dont elle ignorait jusqu'ici l'existence : Sclérodermie rétractive. Les médecins lui ont expliqué qu'il s'agissait d'une pathologie auto-immune, dont on ne connait pas vraiment les causes, appelée plus couramment : la maladie de la peau dure. Ce sont des fibres qui prennent la place des cellules détruites et peu à peu la peau perd son élasticité, elle devient cartonnée et se rétracte. Cela s'accompagne de problèmes internes : les viscères, les articulations et les vaisseaux sanguins sont atteints, ce qui signifie que le pronostic vital est engagé. Elle a demandé quelle était son espérance de vie, les médecins lui ont dit qu'il fallait envisager trois années.

La prise en charge médicale est complexe, Cvijet est régulièrement suivie dans le service de médecine interne. Le médecin, comme l'ensemble du personnel, est particulièrement touché par cette femme à l'apparence fluette et dont la gentillesse ne semble pas avoir été altérée par cette angoissante pathologie. En la regardant assise là devant lui, il ne peut s'empêcher de se projeter et d'imaginer ce que sera son corps dans quelques mois. Terriblement démuni, il voudrait pouvoir lui proposer quelque chose de plus, une idée s'impose alors à lui. Cette idée s'appelle Marie.

Marie est infirmière, des études universitaires complémentaires lui ont permis d'obtenir le poste de référente douleur à l'hôpital qui l'emploie. À ce titre, elle intervient auprès des patients pour l'application de traitements spécifiques et la mise en place de soins de support[11]. Elle a plusieurs cordes à son arc, mais une des techniques qu'elle préfère et pratique volontiers sur prescription médicale, c'est le Toucher-massage qui apporte un réel confort de vie aux patients douloureux. Marie est passionnée, elle met volontiers à disposition des soignants son savoir-faire pour aider à la prise en charge thérapeutique de patients particulièrement fragilisés. Elle anime aussi des

____

[11] *Soins de support : parallèlement aux traitements spécifiques, l'ensemble des soins et soutiens nécessaires à une personne atteinte d'une maladie grave pour améliorer sa qualité de vie.*

journées de formation axées sur les soins de relaxation et les pratiques corporelles. Au final, elle partage avec plaisir ses connaissances et ses années d'expérience.

Marie intervient régulièrement en médecine interne, elle a même tissé un lien d'amitié avec les soignants, qui aiment bénéficier de sa présence réconfortante. Quand le chef de service leur a fait part de son idée, chacun a approuvé et la salle d'examen a vite été aménagée afin que Marie puisse recevoir Cvijet en toute intimité. Quand Marie rencontre pour la première fois Cvijet, elle est comme ses collègues, particulièrement touchée par cette femme qui semble presque s'excuser d'être là et être l'objet d'un certain désagrément : sa peau se cartonne, le contact en est déjà très particulier. Pour Marie, c'est une découverte, jusqu'ici elle ne connaissait pas cette pathologie. Elle prend donc le temps d'écouter, de comprendre les difficultés, le quotidien de cette patiente. Elle lui explique que pour elle aussi, cette situation est innovante et qu'elle aura besoin de son aide pour pratiquer des soins efficaces, de connaître ce qui lui fait du bien, ce qui lui convient. Ce premier entretien pose les bases solides de l'entraide qui, à partir de ce moment, leur permettra d'avancer ensemble, chacune ayant pour mission d'aider l'autre.

Cvijet se sent en confiance et dès le premier massage, elle mesure les bénéfices et le mieux-être que les soins de Marie lui procurent. C'est de ça dont elle a vraiment besoin : retrouver la sensation agréable d'une peau souple. Les séances sont planifiées une fois tous les quinze jours, Cvijet n'est plus hospitalisée et c'est tranquillement à pied, pour maintenir une activité et conserver une certaine autonomie, qu'elle se rend toutes les deux semaines à ce rendez-vous très attendu.

C'est une sacrée expérience pour Marie qui, pendant plus d'une heure, va prendre soin de ce corps affligé d'un mal étrange. À chaque séance, il lui faudra un peu de temps pour apprivoiser la rugosité de cette peau et l'absence des critères qui la guident habituellement : la sensation de chaleur sous ses mains, les tissus qui s'assouplissent. Les semaines passent, elle s'habitue à ce contact si particulier. Pour dompter l'extrême sécheresse de la peau, elle utilise une quantité impressionnante d'huile, qu'elle étale généreusement sur le corps de Cvijet. À chaque fois, entre elles deux, c'est le fou rire assuré. Cvijet qui est tellement soucieuse de son apparence, se trémousse et se plaint en riant d'être une vraie sardine. Elle, dont le prénom signifie « Fleur » en croate, se sent alors en bien vilaine posture !

En réponse à cette observation, au moment de l'huilage, Marie met en place un petit rituel verbal :

- Allez, un peu d'huile pour fleurs.

Ce qui fait que, de séance en séance, Cvijet va définitivement devenir Fleur. Marie accueillera « sa petite Fleur », quant à Fleur, elle remerciera « sa bonne fée ». Les rouages de cette relation seront bien huilés.

Les mois et bientôt les années passent, la peau de Fleur a pris l'apparence et la couleur du carton, ses membres sont de plus en plus rétractés, bientôt son menton sera comme collé à sa poitrine.

La mission de Marie consiste à « défroisser » ce corps dont l'enveloppe durcie se rétracte inéluctablement. Un jour, que Marie regarde Fleur arriver presque enroulée autour de la canne qui ne la quitte plus, une image s'impose à elle : celle d'une fleur de nénuphar refermée en un bouton serré qu'elle va devoir faire éclore en ouvrant et lissant délicatement chaque pétale. Elle aide le corps de Fleur à s'ouvrir à la lumière pour faire entrer dans sa vie encore un peu de liberté, avant que ne vienne la nuit.

Fleur a-t-elle compris le flux de ses pensées ?... Elle la regarde de ses yeux malicieux et lui dit :

- *« Vous êtes mon soleil ! ».*

Il y a entre elles deux une entente, une affinité, une tendre complicité. Il s'agit pour Marie de deviner, de comprendre ce que ce corps dans son repli lui dit, de trouver avec douceur la légèreté de la main et le mouvement qui apprivoiseront la peau, les muscles, les tendons, prisonniers de ce mal incurable. Sans relâche, elle écoute, comprend, déchiffre, quelquefois même elle se surprend à trouver de nouveaux gestes. Chaque rendez-vous est un challenge et il est hors de question de décevoir Fleur, elle mobilise doucement la tête, les bras, les jambes, libère la cage thoracique, aide à la respiration, convoque la circulation jusqu'au bout du bout des doigts et des orteils, puis longtemps, doucement elle réchauffe, elle tente d'assouplir cette peau dramatiquement indurée. L'apparence physique de Fleur est surprenante, son corps frêle devient minuscule, sa peau extrêmement tendue lui tisse un visage sans âge ce qui fait que, par mégarde, il arrive qu'on la prenne pour une enfant.

Dès les premiers mois, les séances de massage seront la seule chose qui apaise et soulage Cvijet. Lors des consultations en médecine interne, le chef de service, pour qui l'efficacité des soins proposés est une énigme dans sa simplicité, ne manquera pas de lui proposer d'augmenter les doses d'antalgique afin qu'elle souffre moins. Systématiquement, Fleur le regardera et prendra son petit air taquin pour lui répondre sans le vexer : « Vous savez bien que la seule chose qui me fasse du bien, ce sont les mains de ma bonne fée. ». Pendant toute l'évolution de la maladie, le dosage du traitement antalgique n'aura jamais besoin d'être augmenté. Fleur assurera au médecin que le bénéfice de ces séances est suffisant, les massages procurent à son corps naufragé un havre de paix et plus elle se sent vulnérable, plus les mains de Marie savent répondre à cette vulnérabilité. C'est ce qui l'empêche de sombrer et ce qui la maintient en vie. Elle bénéficiera d'une prise en charge tout à fait exceptionnelle, avec la poursuite des soins corporels autant qu'elle le souhaitera.

Fleur et Marie vont, pendant des années, bien plus que ce qui était initialement prévu, rester soudées pour faire face, ensemble, à l'abjection de cette maladie. Telle une Pénélope des temps modernes qui reprend jour après jour son ouvrage, Marie va convoquer des ressources d'ingéniosité insoupçonnées pour apporter un peu plus de confort de vie à ce petit bout de femme si singulier. Interrogée, elle confiera qu'au cœur du marasme où cette maladie l'a entraînée, c'est le courage, l'envie de vivre et la grandeur d'âme de Cvijet, qui ont été d'un grand secours, pour l'une comme pour l'autre. Son incroyable force intérieure leur a permis de cheminer ensemble, de faire face aux obstacles et à la tyrannie de cette pathologie.

Fleur a passé la dernière partie de sa vie en soins palliatifs. Marie s'y rendait très souvent, jusqu'à venir chaque jour les derniers temps. Elle l'a touchée, caressée jusqu'à la toute fin.

Fleur n'était plus qu'une petite masse compacte, il était impossible de mobiliser un membre ou quelque partie que ce soit, elle ne pouvait plus parler : sa bouche était close, mais ses yeux restaient vifs. Quand elle la regardait, Marie n'y décelait pas de tristesse, mais de la gratitude.

Bien que le pronostic vital ne fût que de trois ans, c'est au final huit années durant lesquelles elle l'avait accompagnée. Huit années qui ont permis à Fleur de faire connaissance avec ses petits-enfants et de créer des moments de chaleureuse intimité avec les siens. Alors oui, dans ses derniers jours, Marie devinait dans le regard de Fleur, que ce départ prochain n'était pas un échec, parce que d'une certaine façon, elles avaient gagné. Elles avaient volé cinq années à la maladie et construit un lien dont la puissance inondait de lumière cet ultime moment de vie.

Et crotte, alors !

Sylvie est une jolie brune de 40 ans, d'humeur joyeuse, pleine d'entrain, un peu fantasque aussi. Elle exerce le beau métier de psychomotricienne. Peu connu du public, son métier lui va comme un gant parce qu'il requiert une sacrée dose d'imagination, des compétences en communication, de l'écoute et de la créativité. Sa mission consiste à rééduquer un corps qui souffre de difficultés ou d'incapacités, en lien avec des troubles psychologiques plus ou moins importants. Elle intervient auprès d'un public d'enfants, de personnes âgées ou en situation de handicap. En fonction des possibilités de chacun, elle utilise moult activités : créatives, physiques mais aussi des soins de bien-être et de relaxation pour permettre à ces patients de se réapproprier leur corps et mieux réguler leur comportement. Son terrain de jeu (de « je »), c'est le corps comme moyen de communication et comme mode d'expression.

Dès ses débuts dans le métier, elle privilégie le toucher pour entrer en contact et établir une relation de confiance avec la personne ou l'enfant qu'elle accompagne, d'autant qu'il s'agit souvent de patients lourdement handicapés qui quelquefois ne peuvent échanger que par leur seul regard. Très vite, elle a envie de se sentir plus à l'aise et d'aller au-delà de ce qu'elle pratique de façon spontanée, elle choisit donc de se spécialiser dans les techniques de massage et de relaxation. Aujourd'hui, grâce à ses compétences spécifiques, Sylvie est missionnée par un service d'éducation spécialisée et de soins à domicile pour participer, avec différents autres professionnels, au soutien et au confort de vie d'enfants et d'adolescents en situation de handicap.

Aymeric est un jeune enfant de 4 ans, qui souffre d'une maladie orpheline dégénérative, une maladie qui laisse une espérance de vie limitée. Ce petit garçon n'a plus de motricité volontaire, peu de moyen de communication, il ne parle pas et vocalise très peu. Il est complètement dépendant d'autrui pour tous les besoins fondamentaux. C'est un enfant polyhandicapé. Le service de soins fait appel à Sylvie pour qu'il bénéficie de séances de Toucher-massage.

La première rencontre entre Aymeric et Sylvie a lieu dans la salle de jeu aménagée chez ses parents, sa maman le tient dans ses bras. Quel que soit l'âge, la pathologie, l'état de vigilance de l'enfant, Sylvie s'adresse à lui comme elle le ferait pour tout autre enfant. Elle part du principe qu'il comprend tout ce qu'elle dit, elle lui parle normalement et lui explique le pourquoi de sa venue. Au grand étonnement de la maman, puisqu'il s'agit d'une toute première rencontre, il vocalise pour répondre à cette étonnante nouvelle partenaire. Chaque enfant, chaque rencontre, est un livre dont l'histoire est à inventer et dont toutes les pages sont à écrire. Sylvie le sait, son expérience et son intuition lui permettent de se faire totalement confiance pour construire une relation authentique. Elle s'autorise même des chemins buissonniers qui s'éloignent quelquefois des sentiers tout tracés. Elle veille à ce que chaque séance soit un vrai moment d'échanges, ce qui est très précieux pour ces jeunes enfants si fragiles, bien trop souvent objets de soin avant d'être sujets d'attention.

Sylvie se rend auprès d'Aymeric une fois par semaine. La pratique du Toucher-massage, chez cet enfant qui n'a plus de motricité, est importante parce que l'immobilité anesthésie la conscience du corps, Aymeric n'a aucune idée de sa position ni de la possible mobilité de ses membres ou de sa tête. Ce sont par des mobilisations douces et des gestes lents, qui glissent sur les différentes parties de son anatomie, que Sylvie tente de lui faire découvrir son enveloppe corporelle, de faire naître en lui des sensations agréables.

Ces massages participent pleinement à l'ébauche d'une conscience corporelle et soulagent les douleurs liées à l'absence de mouvement.

Les séances se passent sur le canapé dans la salle de séjour, Aymeric y est confortablement installé. Sylvie le mobilise, le masse, joue avec lui, elle cherche à ce qu'il s'approprie son corps comme une « aire de jeu » et non comme un territoire de souffrance. Elle aimerait qu'il ne se sente pas prisonnier de ses incapacités, mais dans une joie d'être. D'ailleurs, il n'est pas rare que ses stimulations provoquent des réponses inattendues, par exemple lorsqu'elle enveloppe l'un de ses pieds dans ses mains, en le maintenant dans une sorte de chausson, il lui arrive de sentir des petits mouvements d'orteils qui répondent à son toucher. Sylvie apprécie particulièrement ces moments privilégiés où le langage du corps remplace le langage verbal inexistant. Pour accompagner ces séances, elle choisit parfois, de mettre de la musique et puis à d'autres moments, elle préfère raconter des histoires, des récits ou même parler de ce qui lui vient à l'esprit. Elle ne met pas de barrière à partir du moment où ce qu'elle dit concerne l'univers ou les préoccupations de l'enfant. Il leur arrive de rire aussi parce que Sylvie aime faire des blagues, alors en peu de temps, ces deux-là ont acquis une vraie complicité !

Aymeric est très fragile et son alimentation est de plus en plus compliquée. Il est nourri par sonde nasale avec des aliments habituellement destinés aux prématurés. Ce matin-là, quand Sylvie arrive, sa maman est inquiète, elle lui parle de constipation persistante. Sylvie propose un massage du ventre pour le soulager. Elle pose délicatement ses mains sur le petit ventre tendu et commence doucement à le masser, en accompagnant ses gestes de mots simples pour décrire les intestins, leur utilité et fonctionnement. En pleine explication, alors qu'elle parle d'élimination, lui vient tout à coup en mémoire un livre que son fils adorait enfant et qu'elle avait dû emprunter à de nombreuses reprises à la bibliothèque : « De la petite taupe qui voulait savoir qui lui avait fait sur la tête ». C'était l'histoire d'une petite taupe qui sort de terre et « scrutch » une crotte lui tombe sur la tête ! Ainsi chapeautée, elle se rend auprès de ses différents voisins pour savoir qui est responsable de ce méfait. À chaque rencontre, s'ensuit une description des déjections de l'animal avec une onomatopée sensée évoquer le son que produit la crotte au moment de son excrétion, ce qui donne une belle série de bruits cocasses et drolatiques. Sylvie explique le contenu du livre à Aymeric et promet de lui apporter. Bien que la bibliothèque en possède trois exemplaires, il faudra tout de même attendre un certain temps avant de pouvoir emprunter le précieux ouvrage, cet album a décidément toujours beaucoup de succès ! Une fois le livre entre ses mains, trois semaines durant et à chaque séance, Sylvie va raconter cette drôle d'histoire à Aymeric. Il accroche de suite, alors elle met du cœur à l'ouvrage, convoque tout son talent, pour rendre vivants les « Splatch », les « pouf pouf pouf » et autres : « ratatatata » - « clang ding clang ding » - « scplaouch », sans compter les « zvlouff » et les « kling » qui n'auront bientôt plus aucun secret pour elle ! Aymeric prend plaisir à entendre cette histoire et les bruits rigolos qui sortent de la bouche de Sylvie, un joli sourire illumine son visage. Sylvie raffole de ces moments de bonheur simple, elle est touchée et flattée en même temps, car elle comprend que c'est la situation de confort et de sécurité, tant physique qu'affective, instaurée par son toucher, qui permet cette rencontre et ce partage. Arrive le temps de rendre l'ouvrage à la bibliothèque, c'est ce que Sylvie s'apprête à faire, lorsqu'elle reçoit un appel de sa collègue éducatrice. Celle-ci lui demande instamment de ne surtout pas le restituer : elle est auprès d'Aymeric et commençait à lui lire une histoire lorsque l'enfant s'est mis à pleurer et à émettre des sons étranges tout en faisant des bulles avec sa bouche ! L'éducatrice, à qui Sylvie avait parlé du succès de l'album, a saisi de suite : il réclame le livre de la petite taupe ! Chez cet enfant qui a si peu de moyens de s'exprimer, c'est un événement tout à fait exceptionnel que de faire une demande et d'être compris. Ce moment très particulier restera dans la mémoire de ceux qui ont accompagné Aymeric pendant sa courte vie.

Sylvie, aujourd'hui, continue auprès d'autres enfants de convoquer la magie du lien par le toucher, celle qui a permis à Aymeric d'éprouver des émotions, d'en comprendre la signification, de faire un choix et de l'exprimer : d'être à ce moment précis, un enfant comme un autre.

Un bouquet pour Millie

Bruno voudrait remercier Millie, mais il n'a pas un rond. En passant devant le magnifique massif tout proche du service addictologie, il se dit qu'offrir quelques fleurs, serait parfait. Il regarde à droite et à gauche, pas grand monde à l'horizon… alors allons-y ! En quelques minutes, le voilà heureux propriétaire d'un joli petit bouquet !

Millie l'accueille comme tous les mardis après-midi pour sa séance de massage bien-être. Il est arrivé ici en triste état, en proie à un effondrement de sa personnalité, compensé par une consommation très excessive d'alcool, Millie participe avec d'autres professionnels, à sa reconstruction. Au départ, c'était compliqué, l'hygiène était loin d'être la priorité de Bruno, Millie veillait à avoir sur elle son petit flacon d'huile essentielle, dont elle versait quelques gouttes ici et là, histoire de tenir le coup… Mais quoi qu'il en soit, elle l'accueillait et le massait avec bienveillance. Et puis, comme très souvent, de séance en séance, elle l'a vu évoluer, s'ouvrir, reprendre pied et regagner une certaine estime de lui-même. Ce changement s'est concrétisé par une évolution notable dans sa tenue vestimentaire et une meilleure gestion de son hygiène de vie.

Aujourd'hui, il arrive tout droit sorti de chez le coiffeur, avec des fleurs pour Millie. Elle le complimente, le remercie mais elle identifie de suite leur provenance, alors elle lui dit que son geste la touche, mais que ce n'est pas à refaire, il est interdit de cueillir les fleurs des massifs : si le jardinier l'avait surpris, ça se serait sûrement mal passé. Un peu penaud, Bruno s'excuse. La page est tournée. Mais lorsqu'en fin de journée, Millie quitte l'unité avec à la main son bouquet, elle tombe nez à nez avec le jardinier qui la regarde et lui dit :

- Vous avez un bien beau bouquet !

Se tenant tous les deux juste à côté du massif, il est difficile de nier la réalité, la similitude des fleurs ne laisse aucun doute sur la provenance de ce bouquet, Millie est dans ses petits souliers.

- Euh, oui... Enfin... C'est un patient qui me l'a donné, vous comprenez il l'a fait par gentillesse, il tenait à me remercier, mais je lui ai remonté les bretelles !
- Ah oui, je sais bien... Mais dites donc, c'est loin d'être la première fois, n'est-ce pas !

Millie ne peut le désavouer. Le massif de fleurs se trouve à proximité du service où les personnes suivies pour leur addiction à la drogue ou à l'alcool viennent régulièrement recevoir des soins ou participer à des activités. Il n'est pas rare que la générosité de ses mains soit récompensée par quelques gentilles attentions : les jeunes toxicomanes lui laissent souvent de petits mots adorables qu'ils glissent par pudeur sur le pare-brise de sa voiture, d'autres lui apportent de petits objets, enfin, régulièrement elle reçoit une ou des fleurs dont certaines proviennent tout droit du fameux massif voisin.

- Je comprends que vous soyez fâché, ajoute Millie, parce qu'on voit bien que vous vous donnez du mal.
- Ah oui, c'est sûr, renchérit le jardinier, *demandez donc à mon dos ce qu'il en pense !*

Millie sourit intérieurement, elle est arrivée pile poil où elle voulait aller !

- Si vous avez mal au dos, vous savez que tous les vendredis après-midi, il y a une permanence massage pour le personnel, il faut venir, j'aurai à cœur de vous soulager.
- Vous pensez que je peux y aller, moi ?
- Mais oui bien sûr, cette permanence est ouverte à tout le personnel, il vous suffit d'aller au service d'accueil, un créneau libre vous sera proposé.

Voilà une bonne chose de faite, se dit Millie, goûtant sans malice au plaisir d'avoir renversé la situation. Effectivement le jardinier va se présenter à la permanence massage la semaine suivante et recevoir de la pétillante Millie, le réconfort attendu pour son dos.

Quelques jours passent, Bruno arrive à son rendez-vous et quoi ?... Ses bras sont à nouveau chargés des fleurs du massif. Cette fois Millie est exaspérée. Elle renonce à lui sourire et lui dit d'emblée que ce n'est vraiment pas bien, qu'elle lui avait demandé de laisser ces fleurs en paix. Bruno la regarde et il sourit béatement. Il a vraiment l'air du ravi de la crèche, se dit Millie agacée. Bruno explose de rire :

- Mais faut pas vous fâcher, ce bouquet là c'est de la part du jardinier !

Note de l'auteure : *Et bien moi ce bouquet de fleurs, je l'offre à tous les soignants et les soignantes qui m'ont partagé les belles histoires que vous venez de découvrir au fil des pages de ce livre.*

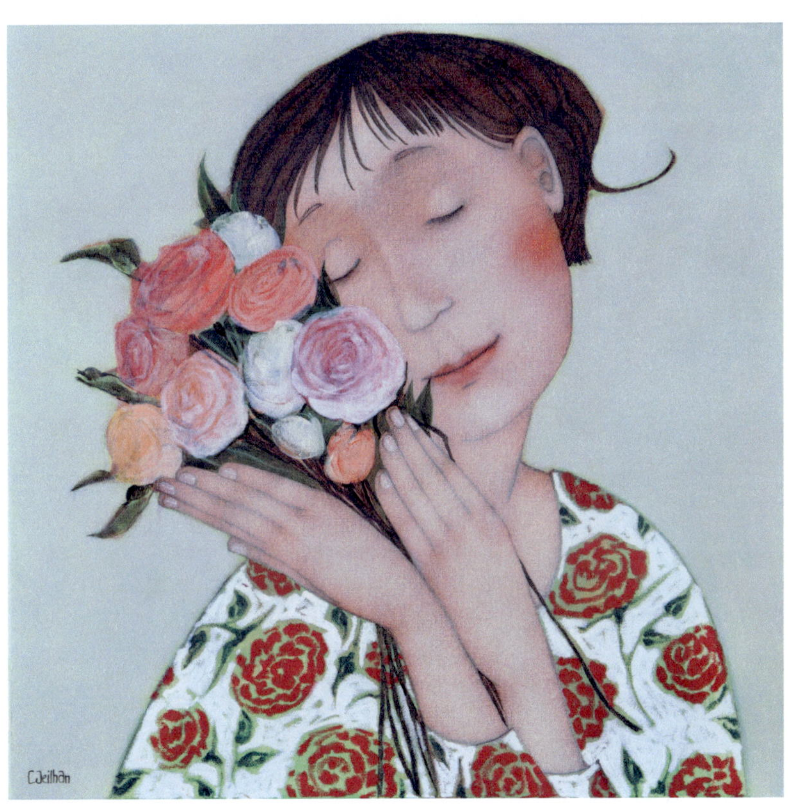

Épilogue
Des invités particuliers

Le monde du massage m'a ouvert toutes grandes ses portes alors que j'étais soignante, j'ai tout de suite adhéré à cette pratique de soins complémentaire et aimé en dispenser les bienfaits aux patients en souffrance physique ou psychologique. Mes mains savaient parler d'empathie alors que souvent, je ne trouvais pas dans les mots, les ressources nécessaires pour le faire. Quand ma fonction de coordination dans la formation m'a éloignée du soin, j'ai créé en parallèle une petite activité dans le domaine du massage bien-être, afin de conserver et bonifier mon savoir-faire.

J'officie souvent le samedi et, ce samedi-là, j'ai deux séances de programmées. Je vis habituellement ces rendez-vous comme une petite fête, je me rends, primesautière, à l'espace massage que j'ai aménagé et où je me sens si bien. Mais, cette fois-ci c'est différent, je ne suis pas en forme, sous le choc émotionnel du décès d'Alain, cet homme, cet ami, ce confident qui a tant compté dans ma vie. Cette disparition m'a littéralement fauchée, je me sens vide et fatiguée. J'ai envie de reporter ces rendez-vous, mais après réflexion je pense que le plaisir de masser prendra le pas sur mon chagrin et que ces séances me feront le plus grand bien. Je vais donc à mon cabinet à la rencontre de deux clientes qui viennent probablement déposer leur stress, leur anxiété ou simplement retrouver un peu de vitalité. Je ne connais pas la première personne, c'est une jeune femme qui vient de la part de connaissances communes.

Je l'accueille et l'invite à entrer dans la salle massage, la chaleur y est douce, l'ambiance légèrement parfumée et avant qu'elle ne s'installe, je lui demande ce qui a motivé sa venue. Elle me confie que c'est la première fois qu'elle se fait masser et qu'elle est là sur le conseil de ses amies. Derrière ces quelques mots prudents, je perçois qu'elle a probablement une demande spécifique, j'attends donc d'en savoir davantage. Sabrina, c'est son prénom, m'explique qu'elle vient de perdre son père, retourné vivre ses vieux jours, chez lui en Turquie. À l'annonce de sa mort, elle est partie afin de le revoir une dernière fois. Elle avait aussi à cœur de préparer la cérémonie et de gérer tout ce qui entourait le décès de son père. Elle n'avait que quelques jours pour tout régler et n'avait pas anticipé qu'en se retrouvant sur cette terre étrangère, elle serait submergée par le stress et les difficultés. Dans l'urgence, elle a fait au mieux mais aux dépens de son chagrin, elle n'a pas pu vivre cet adieu comme elle l'aurait souhaité, elle ne s'est pas sentie auprès de son père et c'est pour ça qu'elle est ici.

Je la regarde, je ne comprends pas ce qu'elle attend de moi. Je le lui dis. Elle m'explique alors que depuis son retour, elle vit très mal ce rendez-vous manqué, qu'elle a absolument besoin de vivre cet adieu et ses amies lui ont dit que je saurais l'aider. Je suis tout d'abord abasourdie par cette demande inhabituelle et étrange, et puis, rapidement, quelque chose résonne en moi, qui fait écho à mon propre chagrin. Finalement cette demande ne me surprend pas, c'est même l'inverse, une petite voix dit en moi que c'est le bon moment et le bon endroit : s'il faut se sentir proche des personnes que l'on pleure, cela ne me sera vraiment pas compliqué ! Nonobstant je l'informe que mes compétences se limitent à la pratique du massage bien-être, que je vais faire au mieux pour la détendre et la soulager. Elle acquiesce et me dit que cela lui convient.

Pendant qu'elle s'apprête, je choisis une musique qui va accompagner ce massage, je découvre qu'il y a déjà un CD dans mon lecteur, celui d'Ella Fitzgerald, la chanteuse préférée d'Alain. Qu'est-ce que ce CD fait là ? Je vais pour le ranger et puis non, finalement je choisis de laisser ce CD de jazz. Habituellement, je préfère la musique classique, Bach souvent, mais cette fois ce sera la voix pure d'Ella, Bach pourrait susciter trop d'émotion.

La séance débute, j'applique sur l'ensemble du corps de Sabrina des manœuvres enveloppantes, mes gestes sont fluides et maternants. Je fais connaissance avec sa peau, ses muscles, les zones tendues ou celles plus fragiles, mes mains savent trouver leur chemin, je leur fais confiance, je me laisse porter par la douceur du moment, je suis attentive à ce corps et son histoire, à cette jeune femme et son chagrin. Je m'immerge dans ce qu'elle est en train de vivre, sa peine me parle de la mienne. La voix d'Ella Fitzgerald remplit l'espace, je pense à Alain, quand soudain... j'ai la troublante sensation qu'il est présent à mes côtés : il se tient là tout près de moi et me regarde. Tout d'abord, la puissance de cette présence me chavire, je crois même que mes mains commencent à trembler, mais très vite cette sensation m'est plutôt agréable et au final me fait un bien fou, j'adore ce moment, je voudrais suspendre le temps. Mes gestes y gagnent en lenteur, sous mes mains, le corps de Sabrina se détend, abandonné au plaisir du moment. Je l'imagine elle aussi en bonne compagnie : celle de son père. Cette pensée m'est tellement agréable qu'elle en entraine une autre, un peu folle : nous ne sommes plus deux, dans cette petite pièce, mais bien quatre, c'est étrangement perceptible. Autour de nous, la lumière danse, il y a dans l'air comme un parfum de tendresse qui nous enveloppe et soigne nos maux. Stacey Kent prend le relai d'Ella Fitzgerald. Le hasard de la programmation veut que lorsque je commence le massage du visage, elle interprète la chanson de Michel Jonasz : « Les vacances au bord de la mer ». Sa voix de velours semble nous convier à l'intimité des souvenirs d'enfance :

*« On allait au bord de la mer
Avec mon père, ma sœur, ma mère
On regardait les autres gens
Comme ils dépensaient leur argent
Nous il fallait faire attention
Quand on avait payé le prix d'une location
Il ne nous restait pas grand-chose...etc. »*

Stacey Kent, chante cette mélodie merveilleuse-ment bien. Nous voilà parties au bord de la mer, avec nos parents et nos souvenirs d'enfants. À l'extérieur le soleil brille, mais ici il pleut, cette eau un peu salée, il est bon de la sentir sur nos joues couler. La séance terminée, je m'assieds comme d'habitude un peu en retrait, je reste silencieuse. Je laisse à Sabrina le temps d'émerger, j'aime beaucoup la teneur de ces minutes de silence quand personne ne se sent obligé de parler, quand nous voguons ensemble dans cet espace-temps d'après, dans ce no man's land où les mots n'ont pas encore leur place. Je me tiens là, tranquille et puis elle se tourne vers moi, me regarde et dit :

- C'est exactement ça, c'est exactement ce que je voulais.

Je l'écoute, elle ajoute :

- C'est difficile à expliquer, j'avais besoin de vivre ce chagrin avec mon corps, j'avais besoin de la douceur et la tendresse de vos mains, pour me sentir tout entière reliée à mon père, qu'il soit là, près de moi, et que je puisse lui dire les mots qu'en d'autres temps je n'ai pas su trouver. Vous comprenez ?

Oui, je comprenais.

Une fois habillée, elle s'apprête à partir, se retourne et dit :

- Vous savez, c'était réellement une très bonne idée, je me sens beaucoup plus légère. Cette demande vous avait-t-elle déjà été faite :

- Non, pour moi aussi c'est une première fois.

Christine prend place pour la séance suivante, je la connais bien, elle vient régulièrement. Elle m'apprend qu'elle n'a pas de besoin particulier, juste l'envie de se poser, de se détendre et de soulager les tensions désagréables qui tiraillent le haut de son dos. La séance se passe tranquillement, j'ai à cœur d'être au plus près du massage qui lui convient. J'observe sa respiration, elle est lente et ample, son corps qui s'abandonne tout entier témoigne d'un total lâcher-prise, apparemment elle est dans un état de profonde relaxation. Cela me réjouit. Le massage s'achève. Je suis assise, je la regarde et la laisse tranquillement revenir de cet état de calme et de tranquillité où elle semble encore flotter. Les minutes passent, elle tourne son visage vers moi, me regarde, puis dit :

- Je viens de vivre quelque chose d'incroyable.

Elle soupire amplement une, deux fois, puis continue :

- Tu te souviens que ma maman est décédée il y a quelques mois... et bien elle était là.

Je suis sous le choc de la surprise et la première chose cocasse qui me vient à l'esprit est d'imaginer qu'ayant précédemment sollicité la présence de personnes décédées, j'ai ouvert puis négligé de refermer une porte par où vient de se faufiler cette nouvelle invitée.

Christine continue :

- Ce qui est fou, c'est que c'était vraiment très agréable, sa présence près de moi était d'une douceur inouïe. Je la voyais comme je te vois, elle me regardait, son regard était bienveillant, je me sentais comme transportée, dans une joie profonde. Et puis, elle m'a tendu la main. Elle m'invitait à venir la rejoindre, elle me souriait. J'étais dans un tel état de bien-être et d'abandon, qu'il m'a fallu lutter pour ne pas répondre à son invitation, je n'avais qu'une envie, celle de la suivre. Cela peut sembler étrange mais cette sensation était incroyablement douce.

Et elle ajoute :

- Tu vois, le jour où la mort viendra me chercher, je voudrais que cela se passe exactement comme ça : qu'au cours d'un massage comme celui-ci, ma mère vienne, me tende la main et m'emmène avec elle.

Je l'écoute médusée, je ne sais vraiment pas quoi ajouter à son récit, puis je me souviens que sa mère est décédée pendant la période de pandémie et qu'elle n'a pas pu l'accompagner comme elle l'aurait souhaité, elle en garde des regrets. Je lui dis alors :

- Tu sais, la main tendue c'est aussi vouloir faire la paix, c'est peut-être juste le message qu'elle est venue te donner, que tu sois en paix.

Christine me regarde, mes paroles l'ont sans doute touchée, un sourire se dessine sur son visage, elle sort ses bras de la couverture qui l'enveloppe, se cambre et livre son corps tout entier au plaisir d'un magnifique étirement. Elle soupire longuement, elle rit, puis elle me dit :

- En tout cas, ça fait drôlement du bien, d'être entre de bonnes mains !

Remerciements.

À mes toutes premières lectrices : Cécile et Christine, merci pour votre bienveillance et vos conseils littéraires.

Merci pour votre soutien à toutes les personnes non-soignantes : Claude, Xavier, Jean Pascal, Cathy, Janine, mes filles Prune et Lola qui ont aimé le contenu de cet ouvrage et jugé qu'il n'était pas uniquement destiné au monde des soins, mais à un plus large public.